JN073696

訪問看護がわかる いま これからの Key Word

過去・現在を読み解き、未来をひらく

宮崎和加子

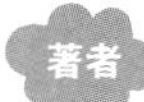

春日広美・竹森志穂・宮田乃有

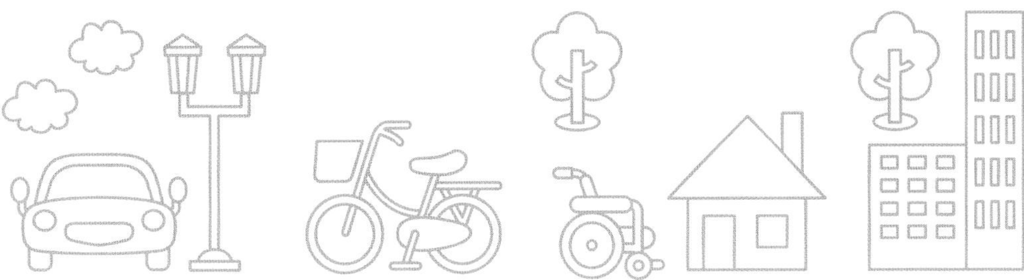

MC メディカ出版

はじめに

日本で訪問看護が始まってほぼ50年。記念すべき年にこの書籍を出版できることをうれしく思っています。歴史をより正確に、記録に残すような本をつくらなければならないと自覚をして計画・企画してから14年になります。途中で断念して中断していましたが、メディカ出版で出版していただくことになり、2018年から全面的に企画をし直して、再出発してこのような形でまとめることができました。

まとめようと思った理由・目的

「訪問看護に求められる内容ってどんどん変わっているようにみえるけど、この先どうなるんだろう」

「2020年、今の訪問看護をめぐる状況・関係する事項を、解説つきで定点記録として残したほうがいいよね」

「訪問看護の歴史の本がないよね」

「在宅看護論で訪問看護の歴史について講義されているけど、不正確な内容が講義されているようだよ」

「訪問看護って何をする仕事なのだろう。そもそもどうやってスタートしたんだっけ？」

そういう声をもとに、まとめることにしました。それを整理すると次のようです。

- **2020年現在の訪問看護をめぐる状況・関係する事項を、キーワードを中心にまとめる。**

「訪問看護のいま」を整理し、記録に残す。訪問看護を担当したときに、これを読めばおおよその外観がつかめるという内容にする。

- **「歴史から学ぶ」さらに「未来を考える」ヒントをまとめる。**

「未来を語るには歴史から学ぶ」といわれます。訪問看護の始まりから現在までの訪問看護業界の中で仕事をし、見てきたこと・感じたことをより正確に記録に残す。その中からそれぞれの立場で「未来を考える」ヒントをまとめる。

この本の特徴・内容

①第1章は、“訪問看護のいま”を、キーワードで俯瞰する

訪問看護をめぐる状況は刻々と変化します。2020年の今を切り取ってまとめました。これまで訪問看護になじみのなかった看護師でも、まずはこの業界の現況を把握していただける内容だと思います。

②第2章は、“訪問看護の歴史”をキーワードで振り返る

日本の訪問看護の歴史を6期に分類し概要をまとめました。社会的背景・必要性に応える形で実践が始まり、そして制度化されていきます。

特に、現在の訪問看護の原型となる1970年代の訪問看護のはじまりに焦点をあてて記録し

ました。

③第３章は、“訪問看護のこれから”をキーワードで探る

私たちが未来に向けて方向性を打ち出すことはかなり無理があります。今回はその一助となる努力をしているところです。私たちなりの現状認識と未来についての意見を掲載させていただきました。

④「訪問看護」にしぼった

施設外・臨床外での看護として、「訪問看護」「在宅看護」「訪問指導」「家庭訪問」「公衆衛生看護」など多様な実践があり、その名称が使われてきました。ここでは、主に訪問看護事業所で働く看護師による訪問看護を中心にまとめました。

⑤現場での実践の視点に重きを置いたまとめ

実際に全国の現場で行われてきた訪問看護活動に視点をあて、その変遷をまとめました。もちろん、実践に大きく影響をする行政・制度についても記述しました。

また、何が制度を変えるのかの視点を盛り込みました。制度化すること、制度を変えることに影響を与えた動き・実践・人について盛り込みました。

 まとめた著者たち

2006年から2007年に『訪問看護と介護』(月刊誌、医学書院）の連載「訪問看護のパイオニアたち」で、15回にわたって連載させていただきました。これは、日本社会の大きな課題である「高齢化対策」に、看護の立場から果敢に取り組んだ先輩看護師・関係者、それを普及・発展のために尽力した方々に、多数直接インタビューさせていただいた内容です。このインタビューと記事担当をしたのが、今回の執筆メンバーで、その経験を振り返ってまとめました。

4名は、現場の訪問看護担当者・管理者、教育現場など訪問看護業界に身を置いてきた者たちです。この本は、単なる分担執筆ではなく、現場の訪問看護師・訪問看護経験者、在宅看護教育担当の4人が頻繁に集まり、文献学習・インタビュー・討論をくり返す中で作り上げてきた共同の産物です。

 未来に向けて

地球温暖化、新型コロナウイルス感染症、国際紛争、国政の不安定など、日本の社会保障分野をめぐる状況は極めて不安定です。そういう中での「訪問看護」です。思い通りに地域住民の願いや自己実現に寄与できる状況にあるとはいえないですが、精いっぱい守備範囲に貢献する使命を果たしていきましょう。

この本が、訪問看護を担当している看護職や教育現場の方、あるいはこれからの日本の看護界・訪問看護界を担っていく方々が、歴史から何かを感じとり・学び、先につなぐことの一助になることに寄与できることを切望します。

2020年2月

著者一同

目 次

萌芽期

制度化期

訪問看護ステーション期

介護保険期

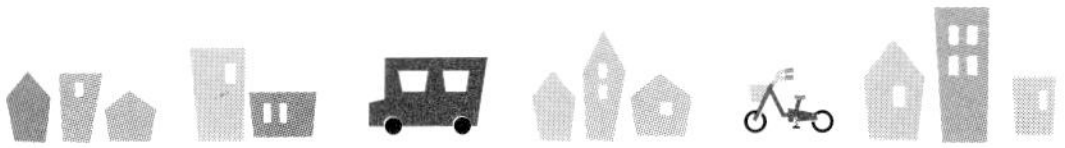

第 3 章　訪問看護のこれから　Key Word 10

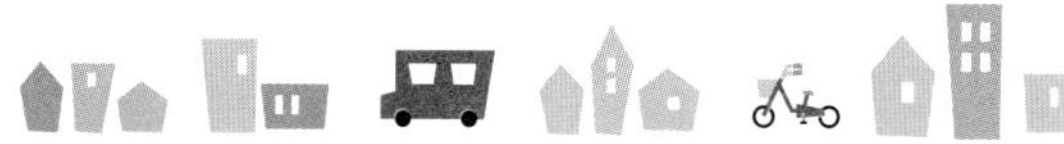

第1章

訪問看護のいま

Key Word 30

訪問看護をめぐる状況は刻々と変化します。
2020 年の今を切り取り、30 のキーワードでまとめました。
これから訪問看護師として働く方や
訪問看護の概要を知りたい方は
訪問看護の現況を把握できると思います。

※資料は書籍制作段階で確認し得た範囲のものです。

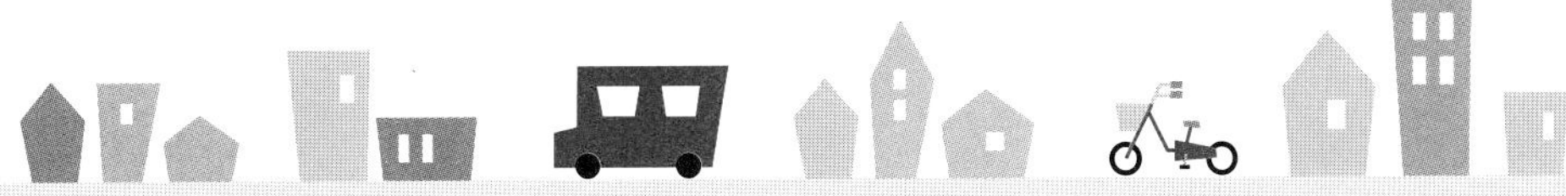

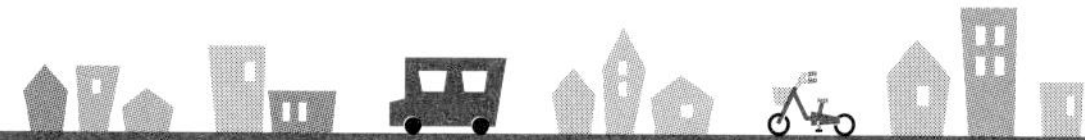

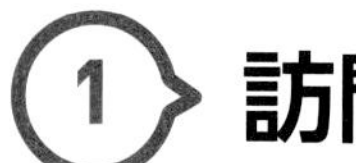

1 訪問看護とは

Keywordを読み解く

- 訪問看護という言葉の意味
- いつから、どこで始まったのか
- 病棟看護・外来看護との違い
- 主に訪問看護ステーションと医療機関からの利用者宅訪問

訪問看護という言葉の意味

病院・診療所などの医療機関以外の場での看護のことを、「居宅看護」「在宅看護」「地域看護」などいう呼びかたがされています。それをまとめると表1のようになります。つまり、「訪問看護」とは、「病気や障がいをもった方の家を訪問して、療養上の世話や医療処置等の看護を行い、望む場所で最期まで自分らしく生きることを支援するもの」です。

英語の visiting nurse や district nurse は日本の訪問看護師と近い仕事といえそうです。

いつから、どこで使われ始めたのか

現在のような看護師による訪問看護の実践が始まったのが、1970年頃です。その実践をもとに制度化されたのが、1983年（老人保健法施行）。

日本が「高齢化社会」（65歳以上が人口の7～14%）となったのは1970年。人口の高齢者比率が14%になった1975年前後は、「高齢社会到来」と厚生白書に初めて「寝たきり老人」という言葉が登場しました。この頃に、日本の各地でボランティアでの訪問看護の実践が始まりました。

表1　日本における訪問看護に類する用語表現と意味

呼びかた or 呼称	意味合い	使われかた
訪問看護	提供の形での表現	• 利用者宅・施設・学校等へ訪問して看護を行う
在宅看護	看護の場からの表現	• 在宅での看護
家庭看護	看護の場からの表現	• 病院ではなく、家庭で行われる看護 • 生活の場での看護の意味
公衆衛生看護	公衆衛生的な立場	• 予防・地域など集団対象 • 主に保健師が担当した分野
地域看護	医療機関などの場ではなく、それ以外の地域全体を視野に入れた概念	• 地域での看護 • デイサービスや介護保険諸サービスでの看護など幅広い

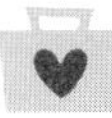

病棟看護や外来看護との違い

訪問看護の実践が始まった当時、訪問看護は「第３の看護の場（概念）」といわれました。つまり、それまで日本で行われていたのは「病棟看護」と「外来看護」。その延長戦の「継続看護」ではなく、前者２つと違った概念、「第３の看護」と称されたのです。

必要な期間、病院で集中的に治療を行う病棟や患者が外来に出向いて治療を受ける外来での看護と、訪問看護はずいぶん違います。訪問看護は、患者・利用者宅に出向いて看護をします。

主に訪問看護ステーションと医療機関からの利用者宅訪問

現在の日本では、「訪問看護」といえば、訪問看護ステーションや医療機関から利用者宅（一部の有料老人ホーム、サービス付き高齢者向け住宅なども含む）に出かけていく医療保険と介護保険の制度の中の看護活動をいいます（図１、表２）。

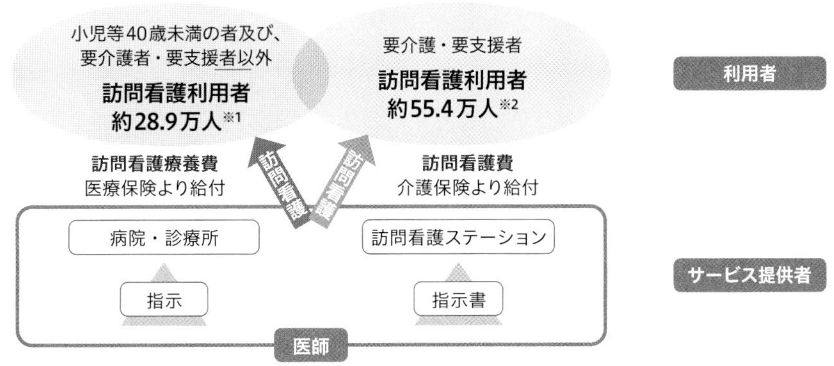

※１　訪問看護療養費実態調査をもとに保険局医療課にて作成（令和元年６月審査分より推計、暫定値）
※２　介護給付費実態調査（令和元年６月審査分）

図１　訪問看護の仕組み　中医協 総 -1．元．11．20
中央社会保険医療協議会．自治体との連携．中医協 総 -1　元．11．20．在宅医療（その２）

表２　訪問看護の主なサービス内容

サービス内容	具体例
健康状態の観察と療養生活のアドバイス	• 血圧・体温・呼吸・脈拍をはじめ、全身の健康チェック・薬剤管理 • 食事・栄養・睡眠・体力維持増進などのアドバイス
医療処置・医療機器管理	• 点滴、カテーテル類の処置・管理、創傷の処置、服薬管理、吸引、浣腸など
療養生活の世話	• 入浴、清拭、排泄、着替え、食事、移動移乗などを実施 • 褥瘡予防、寝たきり予防、苦痛を軽減する療養のしかたなどの、アドバイスと実施
精神・心理面でのケア	• 精神疾患や認知症の方の在宅療養支援 • 不安やストレスの軽減支援、意思決定支援など
介護者の支援	• 介護相談・介護方法のアドバイス • 介護者の健康相談
諸サービスの利用・活用	• 介護保険・障害者支援などのサービスを紹介・利用方法のアドバイス • ボランティア活用のアドバイスなど
在宅でのリハビリテーション	• 筋力低下防止、日常生活動作の訓練、リラクゼーション • 福祉用具選択や住環境整備のアドバイス
終末期ケア・看取り	• がん末期や終末期を自宅で過ごせるように支援 • 疼痛コントロール、精神的サポート、臨終前後のケア

医療的ケアと療養上の世話

Keyword を読み解く

- 「医療の場での看護」と「生活の場での看護」
- 訪問看護は「生活の場での看護」「生活支援」
- 「生活の場での看護」のキーワード

「医療の場での看護」と「生活の場での看護」

日本の看護職は圧倒的に「医療の場（病院、診療所など）」で働いてきました。救命・治療という使命を果たしてきたのです。

ところが、近年「生活の場」での看護職への期待が高まっています。「生活の場」とは、病院や診療所などの医療機関以外の居場所、住処、場です。具体的には、自宅、特別養護老人ホーム、有料老人ホーム、看護小規模多機能型居宅介護施設、認知症グループホーム、サービス付き高齢者向け住宅などです（図 1）。

これからは、重度者でもほとんどは生活の場で暮らし、ときどき、入院して医療を受けるようになるでしょう。さらに、医療ニーズの高い要介護者などが病院に長期入院するのではなく、生活の場で療養することが多くなってきました。生活の場で、安心して楽しく生活するために看護職の果たす役割は大きいです。

訪問看護は「生活の場での看護」「生活支援」

訪問看護の主な役割は、「生活の場での看護」です。訪問看護の利用者である在宅療養者は、終末期の方、重度心身障害児（者）、難病など生涯にわたり重い病気や障がいがある生活を余儀なくされる方です。病気や障がいがありながらも、自分らしく満足できる生活・人生を送ることができるように支援していきます。もちろん、医療ニーズの高い方も多いし、医療面での視点・ケアは重要ですが、診断・治療・延命中心の看護ではなく、豊かに生活できるよう支援する看護といえるでしょう。

「生活の場での看護」のキーワード

5 つのキーワードを図 2 に示しました。

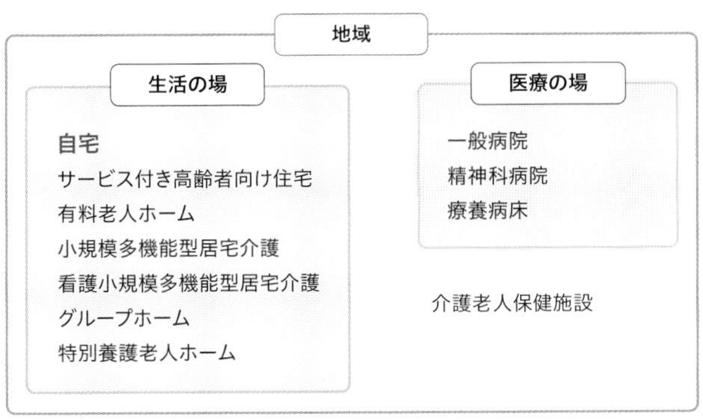

図１　地域とは

救命・延命よりも生活の質
「人生を楽しむ」ことの支援
問題解決思考ではなく、
プラス思考・肯定思考で
意思決定支援
常識ではなく、本人本位で

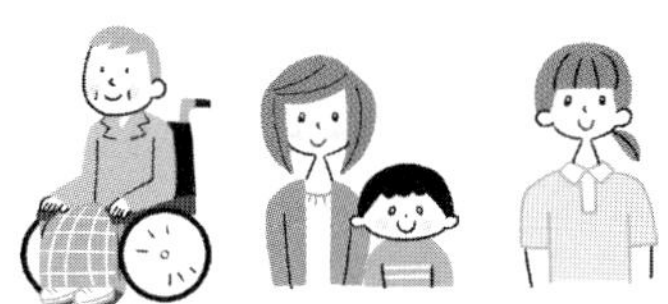

図２「生活の場での看護」のキーワード

Topics

「医療モデル」と「生活モデル」

日本看護協会は『2025年に向けた看護の挑戦　看護の将来ビジョン〜いのち・暮らし・尊厳をまもり支える看護』(2015年）で、「保健・医療・福祉制度は、従来の疾病や傷害の治癒・回復を目的とする『医療モデル』優先から、生活の質に焦点をあて、疾病や障がいがあっても、地域の住まいで、自立してその人らしく暮らすことを支える『生活モデル』に大きくシフトしようとしている（猪飼周平. 地域包括ケアの社会理論の課題－健康概念の転換期におけるヘルスケア政策－. 社会政策. 2011；3：21-38)」と述べています。

生活の場では、看護師自身の考え方を大きく変える必要がありそうです。

3 訪問看護制度・事業

Keywordを読み解く

- ☑ 訪問看護制度とは
- ☑ 訪問看護制度の主な内容
- ☑ 訪問看護を利用するには

訪問看護制度とは

1991年、「老人保健法」改正により「老人訪問看護制度」が創設され、老人訪問看護事業を行う事業所として1992年4月より「老人訪問看護ステーション」が開設、医療保険による訪問看護が始まりました。当時の訪問看護提供事業所は、①訪問看護ステーション（看護師が管理者となる事業所として新設）、②医療機関からの訪問看護の2種類で、両者の報酬体系等が違いました。

1994年の「健康保険法」改正により、対象が高齢者（老人）にとどまらない「訪問看護制度」となり、難病患者や障がい者を含む全年齢が対象になりました。

訪問看護制度の主な内容

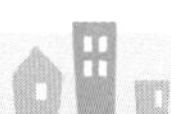

〈開設主体〉 医療法人・社会福祉法人・医師会・看護協会・自治体他

＊制度発足当時は、民間営利企業は開設が実質上認められなかったが、介護保険法施行以降（2000年）は、民間営利企業の開設が多くなった。

〈管理責任者〉 看護師・保健師

〈人員配置基準〉 常勤換算2.5人以上の看護師等

〈訪問看護事業従事者〉

- 看護職（保健師・看護師・准看護師・助産師）
- 理学療法士・作業療法士・言語聴覚士

〈報酬の仕組み〉 報酬の仕組みは3層。

- 基本療養費・管理療養費・情報提供療養費
- 各種加算

〈対象者〉 医療保険と介護保険の対象者

＊病名や病状によりどちらの保険の対象となるかが定められている

〈医師の指示書に基づく〉

- 訪問看護は、すべて医師の「訪問看護指示書」に基づいて実施される

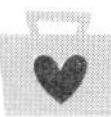

訪問看護を利用するには

2000 年の介護保険スタート以降、訪問看護は医療保険と介護保険の両方にまたがったサービスとなり、利用者側からみると複雑でわかりにくいといわれています。年齢・病名・状態によりどちらの保険の対象になるかが定められています（利用者が保険の種類を選ぶことはできません）（p18 参照）。

訪問看護を利用するまでの流れは以下の図 1 のようになっています。

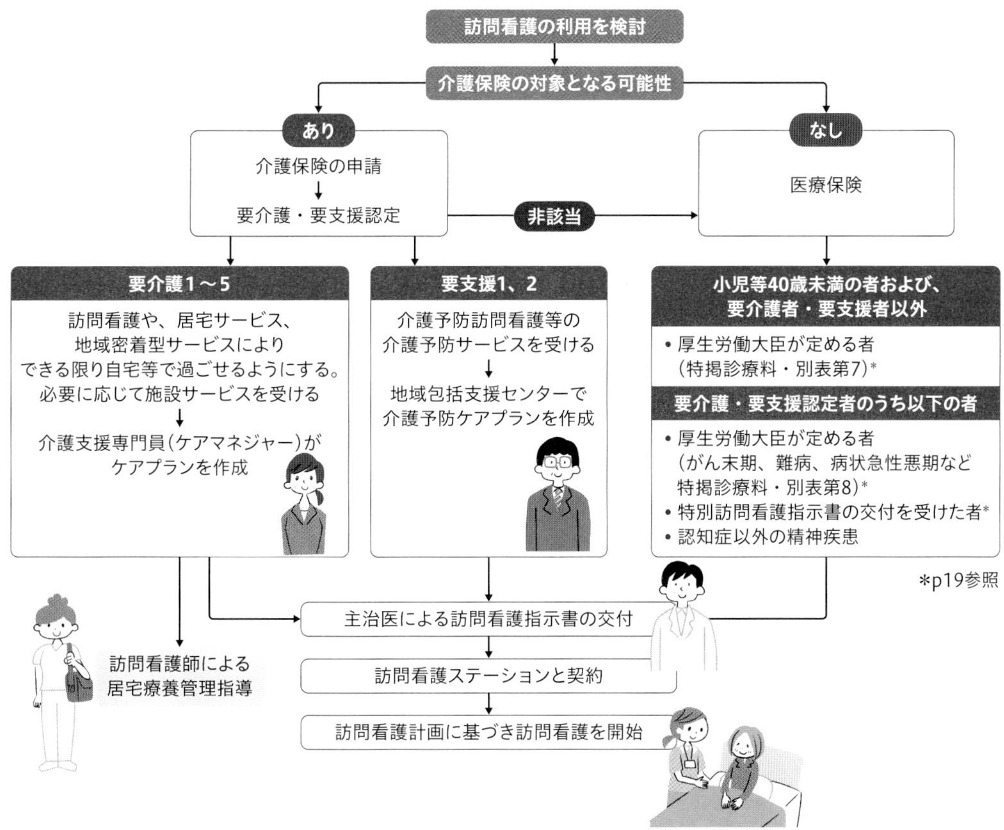

図 1　**訪問看護サービスを受けるまでの流れ**

Column　より良い制度にしていく

ボランティアや自治体の試みとして始まった訪問看護が、さまざまな形で制度化されてきました。制度化されるということは、利用者側から見ると、全国どこにいても、公的な保険（医療保険・介護保険）を活用し一定額の負担でサービスを受けられるようになることです。訪問看護を行う事業者にとっては、ボランティアや定額の報酬ではなく、事業として公的な安定的な報酬で運営できます。

制度化されてからも報酬改定のたびに、さらに制度の内容の改善を目指して関連団体が要望活動を行うことで、より利用者のニーズに応えられるサービスへと変化してきたのです。より充実したケアを提供するため、制度はつねに改善していくことが重要で、そのためには現場で働く人たちが声を出すことが不可欠です。

訪問看護ステーション数の増加・設置主体の推移

Keyword を読み解く

- ☑ 訪問看護ステーションとは
- ☑ 訪問看護ステーション数の増加
- ☑ 訪問看護ステーションの設置主体の割合と推移
- ☑ 訪問看護師数等の変化

訪問看護ステーションとは

1992年に、老人保健法改正により誕生した老人訪問看護事業所です。それ以前は、病院や診療所など医療機関からの訪問看護が主流でしたが、医療機関等から独立して看護師が管理者となって事業所として看護サービスを行うことができるという画期的な制度です。

開設主体は幅広く、医療法人のみならず、看護協会立、医師会立、市町村立、社会福祉法人などで、2000年の介護保険スタート以降は、民間営利法人の開設が増えています。看護職が非営利活動法人（NPO法人）や株式会社を立ち上げ、事業開始しているところも増え始めています。

訪問看護ステーション数の増加

1992年から介護保険スタートの2000年までは、事業所数が右肩上りに増加していきましたが、2000年から10年ほどは微増でした。その後は、高齢者の急増に対応するために地域での看護活動の中核である訪問看護事業所を増やすためのさまざまな公的な対策の効果もあり、2010年頃から増加し始めました。2018年では、1万カ所を超えました（図1）。

訪問看護ステーションの設置主体の割合と推移

訪問看護ステーションの設置主体の割合は、民間営利法人が49.6％（2017年）。いまや「訪問看護ステーションは、民間企業が運営」の時代です。訪問看護ステーションの設置主体の推移は、図2を参照してください。

訪問看護師数等の変化

訪問看護の現場では、常に「看護職不足」が続いています。地域や社会に期待される訪問看護従事者にもかかわらず、訪問看護ステーション数と同様に訪問看護ステーションで働く看護職（看護師、准看護師、保健師、助産師）の数はなかなか増えない状況です。

しかし、2000年以降2万数千人で推移していたのですが、2012年頃から徐々に増え、2013年には3万人に達しました。それ以降も増加しており4万人を超えましたが、必要推定数が15万人ともそれ以上ともいわれる状況の中、不足している状況は続いています。

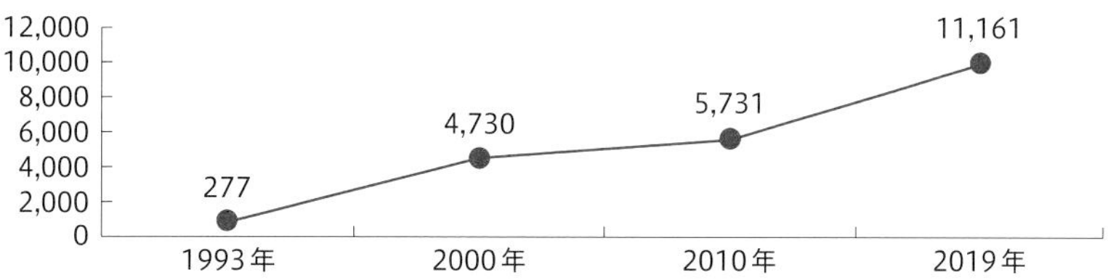

一般社団法人全国訪問看護事業協会　訪問看護ステーション数調査
1993～1999年　訪問看護実態調査（厚生労働省統計情報部）、2000～2017年　介護サービス施設・事業所調査（厚生労働省統計情報部）、2010～2019年　訪問看護ステーション数調査（全国訪問看護事業協会）より作成.

図1　指定訪問看護ステーション数（全国）
一般社団法人全国訪問看護事業協会．訪問看護ステーション基本情報　令和元年訪問看護ステーション数調査結果.

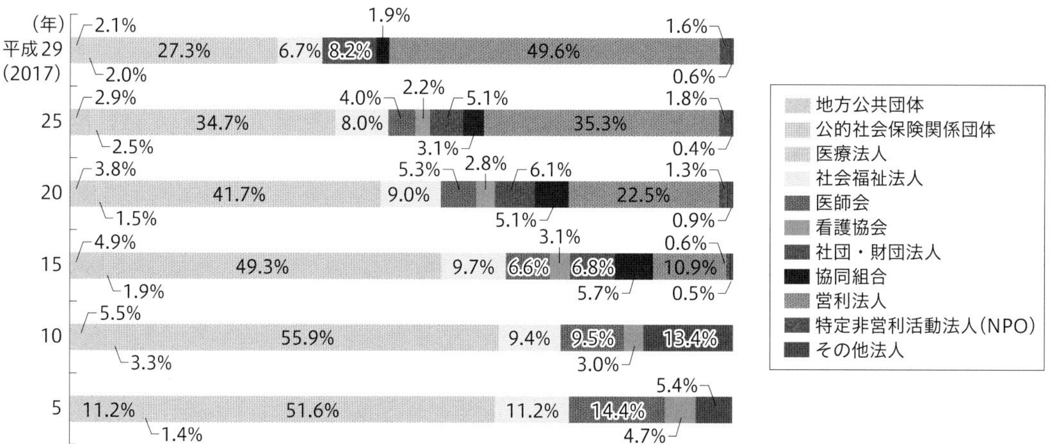

平成5～11年　訪問看護実態調査（厚生労働省統計情報部）
平成12～29年　介護サービス施設・事業所調査（厚生労働省統計情報部）

図2　訪問看護ステーション開設（経営）主体別　年次推移（割合）

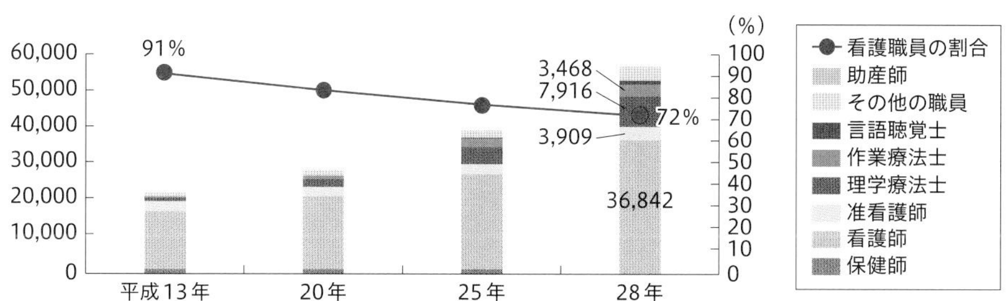

図3　職種別の従事者数の推移（常勤換算）
中央社会保険医療協議会．総会（第370回）議事次第：中医協 総-5　29. 11. 15. 在宅医療（その4）2017. 11.

日本の看護職従事者総数は、現在160万人を超えている中、訪問看護ステーションで働く訪問看護職数が4万人強という状況で、訪問看護職確保が大きな課題です。

それとは別に、訪問看護ステーションに従事するリハビリ専門職（理学療法士、作業療法士、言語聴覚士）は近年急激に増加しています（図3）。

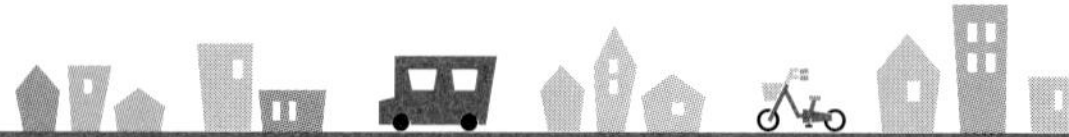

5 医療保険と介護保険による サービス提供

Keywordを読み解く

- ☑ 医療保険と介護保険の両方にまたがる訪問看護サービス
- ☑ 要支援・要介護認定を受けていても、訪問看護が医療保険になる場合

医療保険と介護保険の両方にまたがる訪問看護サービス

訪問看護は、介護保険だけでなく医療保険で行う場合もあります。どちらの保険の対象になるかは、利用者の年齢や疾患、医療ニーズ※などによって決まり、利用者や訪問看護事業所が選択することはできません。

1992年4月以降、医療保険による訪問看護が行われていましたが、2000年の「介護保険法」の施行に伴い、要介護認定を受けた利用者への訪問看護は介護保険の介護給付から支給されるようになり、訪問看護は医療保険と介護保険の両方にまたがるサービスになりました。その後、2006年に「介護予防サービス」ができ、要介護認定で要支援または要介護と認定された場合は、訪問看護は介護保険による訪問看護を行うことになりました（図1：再掲）。

ただし、利用者の疾患や状態によって要支援・要介護認定を受けていても、訪問看護が医療保険になることがあります。

※かつては「医療依存度」の高い患者などと表現したが、医療に依存して生きるのではないことから、最近は「医療ニーズ」を用いる傾向です。

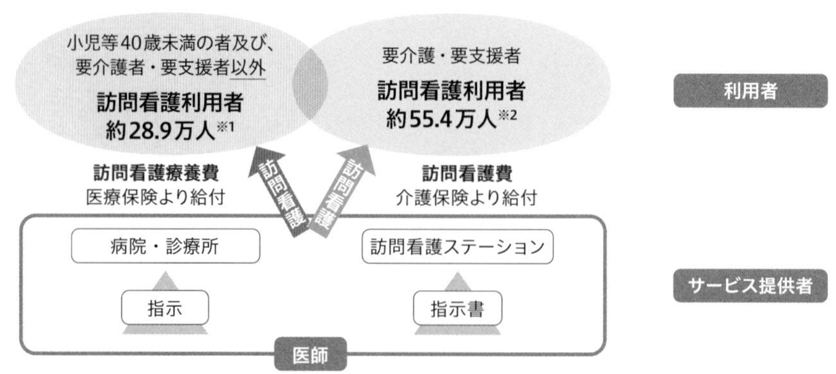

図1　訪問看護の仕組み　中医協 総-1．元．11．20

中央社会保険医療協議会．自治体との連携．中医協 総-1　元．11．20．在宅医療（その2）．

要支援・要介護認定を受けていても、訪問看護が医療保険になる場合

要支援・要介護の認定を受けていても、①厚労大臣が定めた疾病など、②特別訪問看護指示期間、③精神科訪問看護（認知症以外の精神疾患）に該当する場合には、訪問看護は医療保険で行います（図2）。

訪問看護の保険適応の仕組みは難しく、費用も異なるため、利用者にわかりやすく説明することが必要です。また、医療保険で訪問看護を行う場合、制度で定められていないという理由で、訪問看護師とケアマネジャーの連携が弱くなることもあるようです。保険の種類に関わらず、利用者にとって必要な連携をすることが重要です。

医療保険
小児等40歳未満の者、
要介護者・要支援者以外
（原則週3日以内）
介護保険
要支援者・要介護者
（限度基準額内無制限
（ケアプランで定める））
算定日数
制限無し
厚生労働大臣が定める者
（特掲診療料・別表第7※1）
特別訪問看護指示書注）の交付を受けた者
有効期間：14日間（一部、2回交付可※2）
厚生労働大臣が定める者
（特掲診療料・別表第8※3）
認知症以外の精神疾患

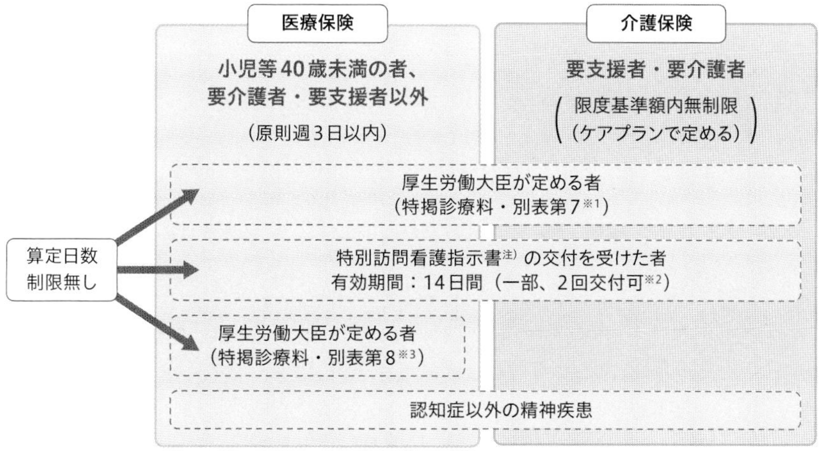

※１　別表第７

末期の悪性腫瘍	多発性硬化症	重症筋無力症
スモン	筋萎縮性側索硬化症	脊髄小脳変性症
ハンチントン病	進行性筋ジストロフィー症	パーキンソン病関連疾患
多系統萎縮症	プリオン病	亜急性硬化性全脳炎
ライソゾーム病	副腎白質ジストロフィー	脊髄性筋萎縮症
球脊髄性筋萎縮症	慢性炎症性脱髄性多発神経炎	後天性免疫不全症候群
頸髄損傷	人工呼吸器を使用している状態	

※２　特別訪問看護指示書を月２回交付できる者（有効期間：28日間）

- 気管カニューレを使用している状態にある者
- 真皮を超える褥瘡の状態にある者

注）：特別訪問看護指示書
患者の主治医が、診療に基づき、急性増悪等により一時的に頻回（週４日以上）の訪問看護を行う必要性を認め、訪問看護ステーションに対して交付する指示書。

※３：別表第８

1　在宅悪性腫瘍等患者指導管理若しくは在宅気管切開患者指導管理を受けている状態にある者又は気管カニューレ若しくは留置カテーテルを使用している状態にある者
2　以下のいずれかを受けている状態にある者

在宅自己腹膜灌流指導管理	在宅血液透析指導管理
在宅酸素療法指導管理	在宅中心静脈栄養法指導管理
在宅成分栄養経管栄養法指導管理	在宅自己導尿指導管理
在宅人工呼吸指導管理	在宅持続陽圧呼吸療法指導管理
在宅自己疼痛管理指導管理	在宅肺高血圧症患者指導管理

3　人工肛門又は人工膀胱を設置している状態にある者
4　真皮を超える褥瘡の状態にある者
5　在宅患者訪問点滴注射管理指導料を算定している者

図２　医療保険と介護保険の訪問看護対象者のイメージ図　中医協 総 -1. 元. 11. 20 在宅医療資料より

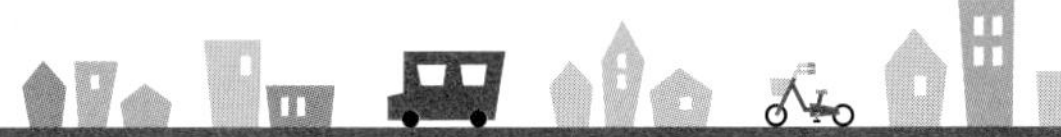

6 地域包括ケアシステム

Keyword を読み解く

- 住み慣れた地域で日常生活を続けるための地域包括ケアシステム
- 共生型サービスへの動き
- 訪問看護サービス（個別の支援）から地域の課題へ視野を広げる

住み慣れた地域で日常生活を続けるための地域包括ケアシステム

ますます進む少子高齢社会に向けて、戦後ベビーブーム世代が75歳以上となる2025年を目途に、地域の実情に応じて、高齢者が可能な限り、住み慣れた地域でその有する能力に応じ自立した日常生活を営むことができるよう、医療、介護、介護予防、住まいおよび自立した日常生活の支援が包括的に確保される体制、「地域包括ケアシステム」の構築が推進されてきました。

2008年に設置された社会保障国民会議では、高齢者に限らずこれからの医療・介護サービスについて、医療の機能分化を進めるとともに急性期医療を中心に人的・物的資源を集中投入し、できるだけ入院期間を減らして早期の家庭復帰・社会復帰を実現し、同時に在宅医療・在宅介護を大幅に充実させ、地域での包括的なケアシステムを構築することにより利用者・患者のQOL（生活の質）の向上を目指すことが示されました。また、介護保険法においても、2011年の改正（翌2012年施行）で、地域包括ケアシステムの実現に向けた取り組みを進めることが提起されました。国の一律の仕組みではなく、都道府県や市町村がその地域の実情に応じて仕組みやサービス提供体制をつくるものであるため、地域による差異も大きいのが現状です。

この図1の植木鉢は、2016年に地域包括ケア研究会報告「地域包括ケアシステムと地域マネジメント」で示されたもので、報告書によると、地域包括ケアシステムの5つの構成要素（住まい・医療・介護・予防・生活支援、図2）が相互に関係しながら、一体的に提供される姿として図示されたものです。これは、本人の選択が最も重視されるべきであり、本人・家族

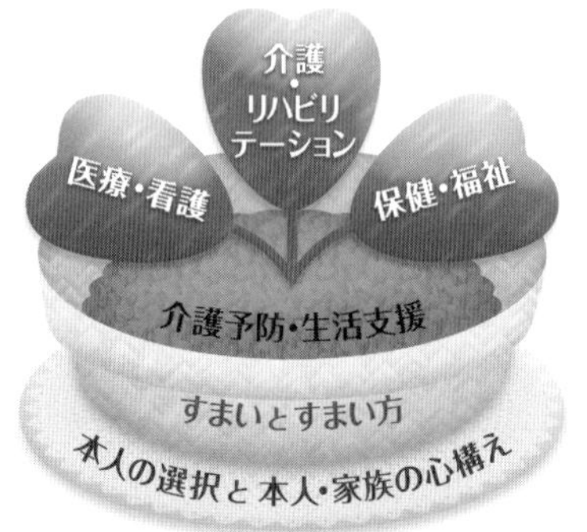

図1　地域包括ケアシステムの植木鉢

三菱UFJリサーチ&コンサルティング「〈地域包括ケア研究会〉地域包括ケアシステムと地域マネジメント」（地域包括ケアシステム構築に向けた制度及びサービスのあり方に関する研究事業）、平成27年度厚生労働省老人保健健康増進等事業、2016年

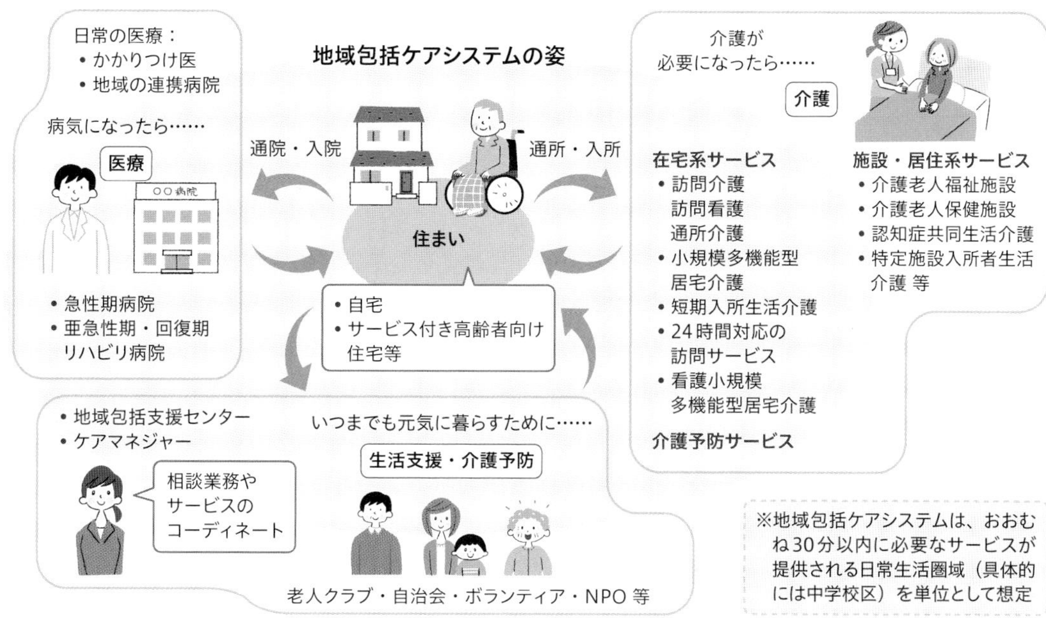

図2　地域包括ケアシステム

三菱 UFJ リサーチ＆コンサルティング．地域包括ケアシステムを構築するための制度論等に関する調査研究事業 報告書【資料編 - 地域包括ケアシステムの構築に向けて】．2013．2．を参考に作成

がどのように心構えをもつかという地域生活を継続する基礎を皿ととらえ、生活の基盤となる「住まい」を植木鉢、その中に満たされた土を「介護予防・生活支援」、専門的なサービスである「医療・看護」「介護・リハビリテーション」「保健・福祉」を葉として描いています。

共生型サービスへの動き

介護保険を優先するという原則のもとでは、障がい者が65歳になって介護保険の要介護認定を受けたときに、使い慣れた障害福祉サービス事業所を利用できなくなるケースがあり、見直すべきとの意見が出されてきました。また、地域においても、高齢者の支援は地区ごとの地域包括支援センターに集約できても、障がい者の支援は別の仕組みで動く必要があるなどの課題も出ています。そこで、地域の実情に応じて、制度の縦割りを超えて、柔軟に必要な支援を得ることができるように事業・報酬の体系の見直しが進められ、2018年の介護保険制度の改定において、介護保険に「共生型サービス」が創設されました。

これからは対象を区切らず地域住民全体を、住民やサービス事業所、公的機関などで包括的に支える仕組みや姿勢がますます必要となります。訪問看護も、その一員として、地域での役割を担っていくことが求められます。

訪問看護サービス（個別の支援）から地域の課題へ視野を広げる

自宅（居宅）を訪問して看護をするという方法にとらわれず、自宅以外の看護が必要な場所に訪問したり、看護小規模多機能型居宅介護のように通いや泊まりなどを取り入れたりするなど、地域全体の課題に対して看護が取り組めることを考えることも必要です。

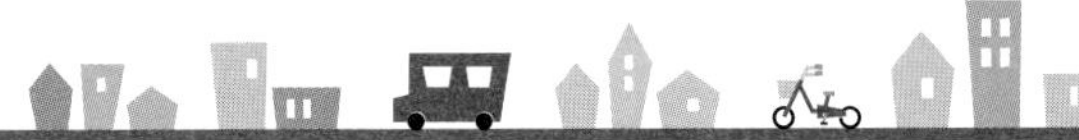

7 多職種連携・協働

Keyword を読み解く

- 専門職・専門機関だけではない地域の資源
- 「多職種支援」から「チームケア」へ
- 療養者は「ドーナツ」の中心でなくチームの主役に

専門職・専門機関だけではない地域の資源

訪問看護では、さまざまな専門職や専門機関と連携していきますが、地域で暮らす利用者にとっては、地域のボランティアや友人・隣人といったインフォーマルなサポートの存在も重要です（表1）。

地域の多様な資源を活かして、在宅療養を支援していきます。

表1　訪問看護における多職種・他機関

	専門職	専門機関
医療	医師	病院、クリニック、訪問診療
	歯科医	クリニック、訪問歯科診療
	歯科衛生士	クリニック、訪問歯科診療
	薬剤師	薬局、訪問薬剤管理
	リハビリ職（PT・OT・ST）	訪問看護ステーション、病院、クリニック、心身障害者福祉センター
	保健師	保健所、保健センター、地域包括支援センター
	看護師	病院、クリニック、デイサービス、デイケア、訪問入浴、他の訪問看護ステーション、民間会社など
介護・福祉	介護支援専門員	居宅介護支援事業所
	生活相談員	介護施設
	介護福祉士、ヘルパー	介護施設
	社会福祉士	病院、クリニック
行政	各課の担当者	介護、障害、福祉、生活援護課など
インフォーマルサポート	民生委員	市区町村
	ボランティア	社会福祉協議会、ボランティア団体など
	友人、知人、隣人	―
	ヘルパー	民間会社
	警備員	民間会社

「多職種支援」から「チームケア」へ

病院の中での多職種連携と異なり、在宅では多機関に所属する多職種との連携になります。それぞれの職種や機関が「良かれ」と思って提供した支援が矛盾していると、混乱するのは療養者と家族です。多職種・多機関が「それぞれ」関わるのではなく、療養方針や目標を共有できるよう、訪問看護師の立場からケアマネジメントに関わっていきます。

情報を共有し、医療やケアの内容を調整していく上では、それぞれの職種の違いを踏まえることが大切です。介護職の場合、医療的な判断は困難なため、療養者の安全・安楽を守るためにはいかに介護職をサポートしていくかが重要です。職種や所属機関によって、使う「言葉」や「常識と思うこと」は異なり、伝えたい内容が伝わらなければ誤解やトラブルが生じてしまいます。どのような変化が起こる可能性があるのか、どのような状態のときには看護師に連絡が必要なのかなどを具体的に伝え、連絡方法を確認しておきます。看護師と介護職は指示関係にはありません。お互いに聞きやすい関係、言いやすい関係づくりを意識的に行っていくことが連携のポイントです。

インフォーマルなサポートとして療養者を支える友人や知人、時には隣人も、必要に応じてチームの一員としてつながりをもてるようにします。

療養者は「ドーナツ」の中心でなくチームの主役に（図１）

チームケアというと「療養者と家族を中心に」というイメージがありますが、注意しなければならないことがあります。それは、療養者と家族をドーナツの中心に置き去りにしたまま、周りの多職種・多機関だけが「何が療養者と家族の利点になるのか」を検討し、決定してしまうことです。

療養者と家族がチームの主役となるよう、訪問看護師は、意思表明しづらいこともある療養者と家族の意思決定を支援し、意向に沿った療養方針やケアの目標を共有できるよう、チームの一員として支援していく必要があります。

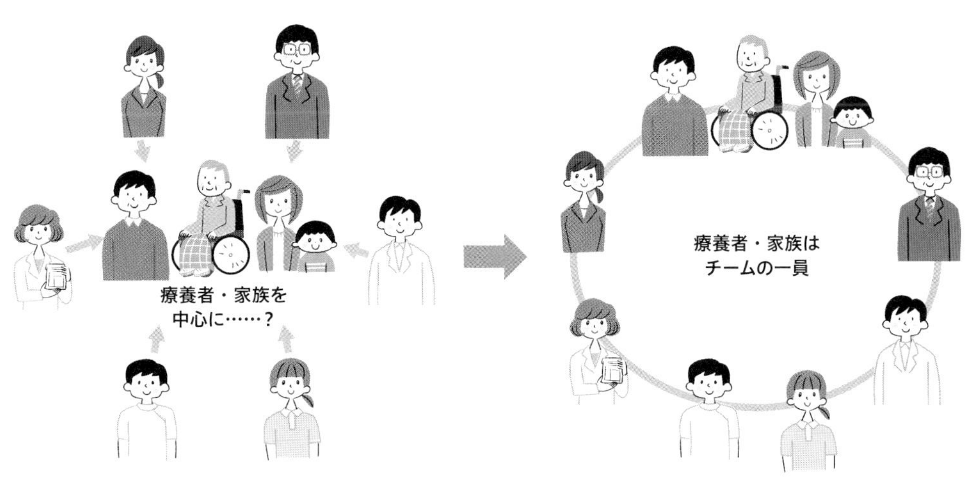

図１　多職種・多機関の支援→チームケアへ

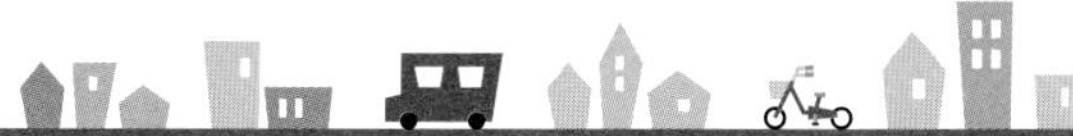

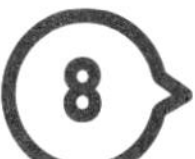

8 ケアマネジャーとの連携

Keyword を読み解く

- 地域でのケアマネジメントを担うケアマネジャー
- 訪問看護師とケアマネジャーの連携
- 利用者の QOL 向上を目指したさまざまな連携の方法

地域でのケアマネジメントを担うケアマネジャー

ケアマネジメントとは、利用者のニーズをアセスメントし、個々の利用者とサービスを結びつけ、利用者や事業所間の連絡や調整を行うことです。同時に、地域のネットワークづくりや地域ケアの組織化なども、ケアマネジメントの機能に含まれます。介護保険法では、介護支援専門員（以下、ケアマネジャー）がケアマネジメントを担い、ケアプラン（介護サービス計画）を作成します。要介護認定を受けて介護保険サービスを利用する場合は、ほとんどの場合、担当のケアマネジャーがケアプランを作成しています。

居宅介護支援事業者の指定は以前は都道府県が行っていましたが、2018 年 4 月から、指定権限を保険者（市区町村）に移譲し※、市区町村ごとに基準設定などができることになりました。

※特例として 2018 年以前にも指定都市などありましたが、2018 年 4 月にすべて市区町村に移譲となりました。

介護支援専門員になるには

保健医療福祉分野での実務経験（医師、看護師、社会福祉士、介護福祉士等）が 5 年以上である者などが、介護支援専門員実務研修受講試験に合格し、介護支援専門員実務研修の課程を修了し、介護支援専門員証の交付を受けた場合に、介護支援専門員となることができます[1]（図 1）。

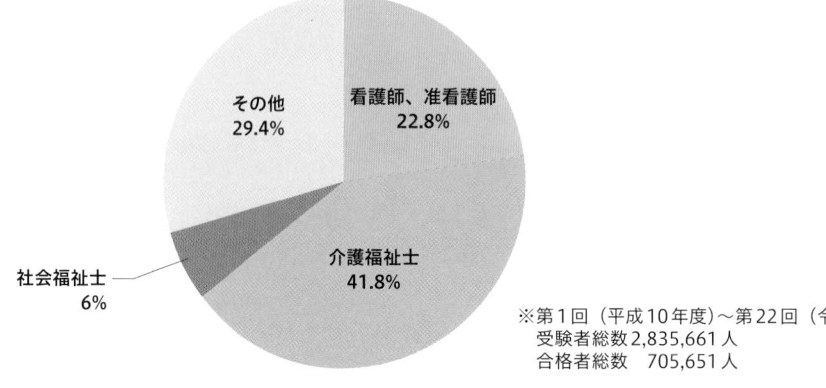

図 1　介護支援専門員実務研修受講試験職種別合格者割合
（2019 年 12 月 28 日調べ）

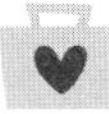 訪問看護師とケアマネジャーの連携

ケアマネジャーが立てたケアプランに基づき、訪問看護事業所などのサービス事業所は利用者と利用契約を結び、個別の支援計画を立ててサービスを提供し、モニタリングを行います。各サービス事業所は、ケアプランで決められたことをするだけではなく、それぞれの専門的な立場からのアセスメントをもとに、サービス内容やケアプランの変更の必要性をケアマネジャー等と相談し、より良い適切なサービスの提供を目指します。

現在、介護職の資格をもっているケアマネジャーが多いため、訪問看護師には医療従事者としてのアセスメントや医療機関との連携などが求められることが多くなります。それらはもちろん重要ですが、医学的な管理の視点だけではなく、より利用者の生活に合ったケアプランになるように、情報共有や話し合いを重ねることが大切です。なお、医療保険で訪問看護を行う場合にも、利用者の生活に関わるケアマネジャーや他事業所と連携をするのは言うまでもありません。

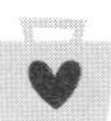 利用者の QOL 向上を目指したさまざまな連携の方法

ケアマネジャーや他事業所との連携には、電話、FAX、対面での打ち合わせ、同行訪問、サービス担当者会議などがあります。

また、お互いの事務所に立ち寄ったり、短時間のカンファレンスを行うなど、対面で打ち合わせをすることもあります。お互いに地域の一員だから成り立つ連携方法です。また、サービス担当者会議（現場では「サ担〔さたん〕」と略されることがあります）は、ケアマネジャーが利用者・家族、サービス事業所等の担当者、主治医などを招集して開催する会議ですが、必要だと判断したときには、訪問看護師から開催を提案することも連携する上で大切です。

サービス担当者会議は、情報共有やモニタリング、サービス内容を改善するための検討の場であり、お互いの信頼関係をつくる場にもなります。顔を合わせて話し合うことで、職種も事業所も異なるメンバー間の、お互いの専門性への共通理解ができ、利用者とその家族を中心に据えた機能分担（役割分担）をする場となります。

会議の開催時期

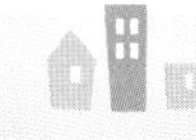

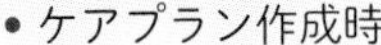

- ケアプラン作成時
- サービス変更・調整時
- 要介護認定の更新時
- 要介護度の変更時
- その他必要時（随時）

参考文献

1) 厚生労働省．介護職員・介護支援専門員　2 介護支援専門員 概要．
https://www.mhlw.go.jp/stf/seisakunitsuite/bunya/0000054119.html

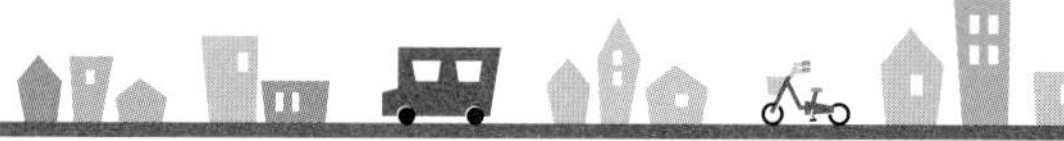

介護保険以外のケアマネジメント（相談支援専門員）

Keywordを読み解く

- ☑ 障がい者・障がい児のためのケアマネジメントを担う相談支援専門員
- ☑ 相談支援専門員とサービス事業所の関係
- ☑ 障害福祉サービスと介護保険サービスの併用

障がい者・障がい児のためのケアマネジメントを担う相談支援専門員

障がい者や障がい児は、障害福祉サービスを利用することができます。それらのサービスの利用計画を立てるのは、指定相談支援事業所、基幹相談支援センターなどで働いている相談支援専門員です。

相談支援専門員は、障害者総合支援法に位置付けられた資格で、障害福祉サービス等利用計画の作成（計画相談支援）や退所・退院などの地域移行・定着に向けた支援などを行います。障がい児の場合は、児童福祉法に基づく障害児相談支援として障害児支援利用計画の作成を行います。

相談支援専門員が行う計画相談支援は、介護保険でケアマネジャーが行う居宅介護支援と似ています。アセスメントに基づきサービス利用計画を立て、サービス担当者会議を開催したり、モニタリングを行い、利用計画を変更したりします。

相談支援専門員とサービス事業所の関係

相談支援専門員が立てたサービス等利用計画に基づき、サービス事業所は利用者と利用契約を結び、個別支援計画を立ててサービスを提供し、モニタリングを行います。

訪問看護は、制度上は障害福祉サービスに位置づけられていませんが、利用者の生活に関わるサービスの1つです。訪問看護の利用者が、障害福祉サービスを利用している場合には、相談支援専門員をはじめとする多職種との積極的な連携が大切です。

障害福祉サービスと介護保険サービスの併用

障害福祉サービスと同様の介護保険サービスがある場合には、介護保険の要支援・要介護認定を受けている人は、介護保険サービスの利用が優先されます。

しかし、介護保険にない障害福祉サービスが必要な場合には、併用してサービスを受けることができます。例えば、自立訓練（生活訓練）、就労移行支援、就労継続支援などは介護保険サービスにはないので、介護保険サービスを利用していても、これらのサービスを利用することができます。また、もともと障害福祉サービスを受けていた人が、65歳になり要介護認定を受け、介護保険サービスのみでは必要な時間数が不足する場合は、居宅介護と重度訪問介護については、障害福祉サービスを上乗せで利用することができる場合もあります。

系	給付	サービス	対象	内容
訪問系	介護給付	居宅介護（ホームヘルプ）	者 児	自宅で、入浴、排せつ、食事の介護等を行う
訪問系	介護給付	重度訪問看護	者	重度の肢体不自由者又は重度の知的障がい者若しくは精神障害により行動上著しい困難を有する者であって常に介護を必要とする人に、自宅で、入浴、排せつ、食事の介護、外出時における移動支援、入院時の支援等を総合的に行う
訪問系	介護給付	同行援護	者 児	視覚障害により、移動に著しい困難を有する人が外出する時、必要な情報提供や介護を行う
訪問系	介護給付	行動援護	者 児	自己判断能力が制限されている人が行動するときに、危険を回避するために必要な支援、外出支援を行う
訪問系	介護給付	重度障害者等包括支援	者 児	介護の必要性がとても高い人に、居宅介護等複数のサービスを包括的に行う
日中活動系	介護給付	短期入所（ショートステイ）	者 児	自宅で介護する人が病気の場合などに、短期間、夜間も含めた施設で、入浴、排せつ、食事の介護等を行う
日中活動系	介護給付	療養介護	者	医療と常時介護を必要とする人に、医療機関で機能訓練、療養上の管理、看護、介護及び日常生活の世話を行う
日中活動系	介護給付	生活介護	者	常に介護を必要とする人に、昼間、入浴、排せつ、食事の介護等を行うとともに、創作的活動又は生産活動の機会を提供する
施設系	介護給付	施設入所支援	者	施設に入浴する人に、夜間や休日、入浴、排せつ、食事の介護等を行う
居住支援系	訓練等給付	自立生活援助	者	一人暮らしに必要な理解力・生活力等を補うため、定期的な居宅訪問や随時の対応により日常生活における課題を把握し、必要な支援を行う
居住支援系	訓練等給付	共同生活援助（グループホーム）	者	夜間や休日、共同生活を行う住居で、相談、入浴、排せつ、食事の介護、日常生活上の援助を行う
訓練系・就労系	訓練等給付	自立訓練（機能訓練）	者	自立した日常生活又は社会生活ができるよう、一定期間、身体活動の維持、向上のための必要な訓練を行う
訓練系・就労系	訓練等給付	自立訓練（生活訓練）	者	自立した日常生活又は社会生活ができるよう、一定期間、生活能力の維持、向上のための必要な支援、訓練を行う
訓練系・就労系	訓練等給付	就労移行支援	者	一般企業等への就労を希望する人に、一定期間、就労に必要な知識及び能力の向上のために必要な訓練を行う
訓練系・就労系	訓練等給付	就労継続支援（A型）	者	一般企業等での就労が困難な人に、雇用して就労の機会を提供するとともに、能力等の向上のために必要な訓練を行う
訓練系・就労系	訓練等給付	就労継続支援（B型）	者	一般企業等での就労が困難な人に、就労の機会を提供するとともに、能力等の向上のために必要な訓練を行う
訓練系・就労系	訓練等給付	就労定着支援	者	一般就労に移行した人に、就労に伴う生活面の課題に対応するための支援を行う

（注）表中の「者」は「障がい者」、「児」は「障がい児」であり、利用できるサービスにマークを付している。

図　障害福祉サービス等の体系（介護給付・訓練等給付）

厚生労働省．障害福祉サービス等：障害福祉サービスについて．(2) 障害福祉サービスの概要．

訪問看護の利用者が障害福祉サービスを利用している例

医療保険の場合：精神疾患のある利用者が就労継続支援を利用している。
障がいのある子どもが居宅介護を利用している。

介護保険の場合：65歳になって要介護認定を受けた障がい者が、介護保険サービスの訪問介護のほかに重度訪問介護も利用している。

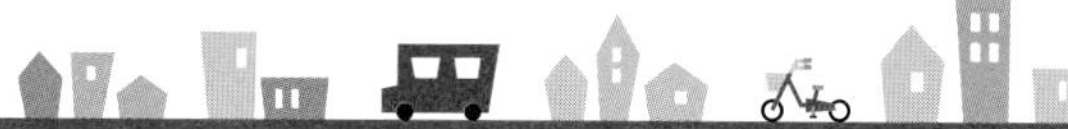

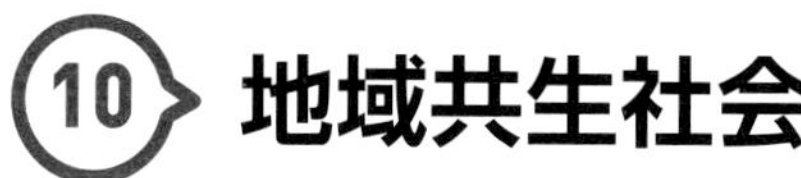

10 地域共生社会

Keywordを読み解く

- ☑ 地域共生社会とは
- ☑「地域共生社会」を進める背景
- ☑ 厚生労働省が主導する「地域共生社会」の概要
- ☑ 訪問看護を担当する看護職・事業者の視点

地域共生社会とは

一般的には、文字通り「地域の中で共に生活・生きる社会」ということです。この言葉が使われるようになったのは、2017年2月に厚生労働省が発表した「『我が事・丸ごと』地域共生社会の実現に向けて（当面の改革工程）」がもとになっています。病気や障害の有無にかかわらず誰でもが安心して暮らし続ける社会の創造を基本理念にしています（図1）。

「地域共生社会」を進める背景

少子高齢化・人口減少社会を背景にこれまでの社会・経済・諸制度の存続が危惧されています。そんな中、既存の高齢者介護や障害者福祉サービスのありかたを見直す必要があります。具体的には、これまで、それぞれの法律をもとに医療・介護・障害者福祉を縦割りで実施しているものを、分野を超えた地域での支援体制を構築していくことです。

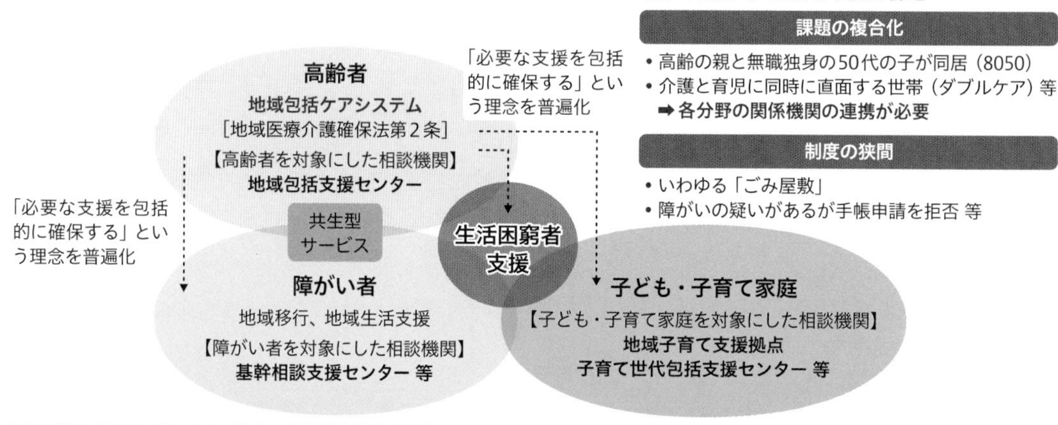

図１　地域共生社会の実現に向けた包括的支援体制

厚生労働省.「地域共生社会」の実現に向けて　ホームページより．https://www.mhlw.go.jp/file/06-Seisakujouhou-12600000-Seisakutoukatsukan/0000184506.pdf

厚生労働省が主導する「地域共生社会」の概要

- **対象**……子ども・高齢者・障がい者などすべての人びとが対象
- **支え合い**……支え手側と受け手側に分かれるのではなく、地域のあらゆる住民が役割をもち、支え合う
- **自分らしく活躍できる地域コミュニティを育成**……地域の公的サービスと協働
- **「我が事」**……「他人事」になりがちな地域づくりを、主体性を大事に「我が事」とする
- **「丸ごと」**……総合的な相談支援体制

訪問看護を担当する看護職・事業者の視点

自宅で暮らす病人や障がい児、障がい者、人生の最終段階の方々の支援（看護）を担当してきた訪問看護は、健康保険法、介護保険法、障害者総合支援法等の法律のもとに、全年代、疾患が対象で、医療や介護などが必要な方の支援が中心でした。しかし、「地域共生社会」を視野に入れた取り組みが必要です。これまであまり関わらなかった「要介護にならないための予防・生活」「地域住民が病気や要介護状態にならないように自覚して生きられる主体的な地域づくり」などについて関心をもち、できることを実施していくことが求められています。

「我が事・丸ごと」地域共生社会実現本部について

厚生労働省．第１回「我が事・丸ごと」地域共生社会実現本部資料より　資料１．2016，1．

これまで我が国の公的な福祉サービスは、高齢者・障害者・子どもといった対象者ごとに、典型的と考えられるニーズに対して専門的なサービスを提供することで、福祉施策の充実・発展に寄与してきた。しかしながら、介護保険法、障害者総合支援法、子ども・子育て支援 新制度など、各制度の成熟化が進む一方で、人口減少、家族・地域社会の変容などにより、既存の縦割りのシステムには課題が生じている。具体的には、制度が対象としない生活課題への対応や複合的な課題を抱える世帯への対応など、ニーズの多様化・複雑化に伴って対応が困難なケースが浮き彫りになっている。この点に関し、生活困窮者に対する包括的な支援を謳った生活困窮者支援法も、新たな縦割りの制度に陥っていないか、十分に検証が必要である。また、今後は、地方圏・中山間地域を中心に高齢者人口も減少し、行政やサービス提供側の人材確保の面から、従来通りの縦割りでサービスをすべて用意するのは困難となってくることも予想される。

今般、一億総活躍社会づくりが進められる中、福祉分野においても、パラダイムを転換し、福祉は与えるもの、与えられるものといったように、「支え手側」と「受け手側」に分かれるのではなく、地域のあらゆる住民が役割を持ち、支え合いながら、自分らしく活躍できる地域コミュニティを育成し、公的な福祉サービスと協働して助け合いながら暮らすことのできる「地域共生社会」を実現する必要がある。具体的には、「他人事」になりがちな地域づくりを地域住民が「我が事」として主体的に取り組んでいただく仕組みを作っていくとともに、市町村においては、地域づくりの取組の支援と、公的な福祉サービスへのつなぎを含めた「丸ごと」の総合相談支援の体制整備を進めていく必要がある。また、対象者ごとに整備された「縦割り」の公的福祉サービスも「丸ごと」へと転換していくため、サービスや専門人材の養成課程の改革を進めていく必要がある。

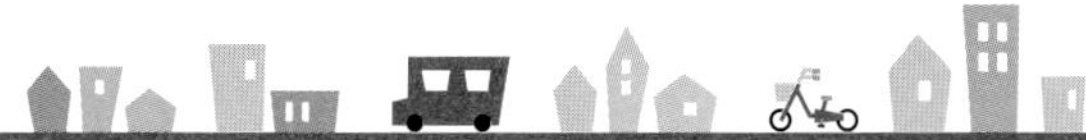

11 高齢者の終末期ケア

Keyword を読み解く

- 高齢者の終末期ケアのニーズが高まっている
- 人生の最期をどのように過ごすかは一人ひとりの選択
- 一人暮らしでも最期まで自宅で過ごせる時代へ

高齢者の終末期ケアのニーズが高まっている

日本の年間死亡者数は、2005年から2030年までの25年間で約60万人増加し、160万人にのぼることが予測されており、その多くは高齢者です。

死因の第1位は悪性新生物で、2位に心疾患が続き、2018年には初めて三大死因の1つに「老衰」が加わりました（図1）。これは、これまで、加齢に伴う変化によって衰弱し誤嚥性肺炎で死亡した場合の死因を「肺炎」と記載してきたケースについて、「老衰」を死因として記載するようになったためと考えられます。

人生の最期をどのように過ごすかは一人ひとりの選択

1951年には8割以上の人が自宅で最期を迎えていましたが、1976年に医療機関で亡くなる人の割合が増えて逆転し、2005年には医療機関で亡くなる人が8割を越えました。一方、医療機関でも自宅でもない場所として、介護施設などの「住まい」で最期を迎える人が少しずつ増えています。

自宅で最期を迎えるのが当たり前だった時代から、病院で最期を迎えるのが当たり前の時代となり、さらに本人が終末期をどのように過ごし、どこで最期を迎えるかを選択する時代となりました（図2）。

今後も増加する終末期の方を、どのように支え、看取っていくか、専門職としてのみならず、家族としてあるいは自分自身のこととしても考えていく必要があります。

一人暮らしでも最期まで自宅で過ごせる時代へ

高齢者を取り巻く家族の環境は大きく変化しています。65歳以上の高齢者のいる世帯構成をみると、1980年代には3世代同居が半数を占めていました。しかし、2015年には夫婦のみの世帯が最も多く、3割を占めており、単独世帯も全体の4分の1となっています。また、要介護者を息子の妻が介護していた時代から、高齢の配偶者による介護が増え、子による介護も娘だけでなく息子による介護が増えています。

一人暮らしであっても最期まで住み慣れた場所で過ごせるよう、家族介護者だけでなく、専門職等のケアチームによる介護や看取りの支援の充実が求められています。

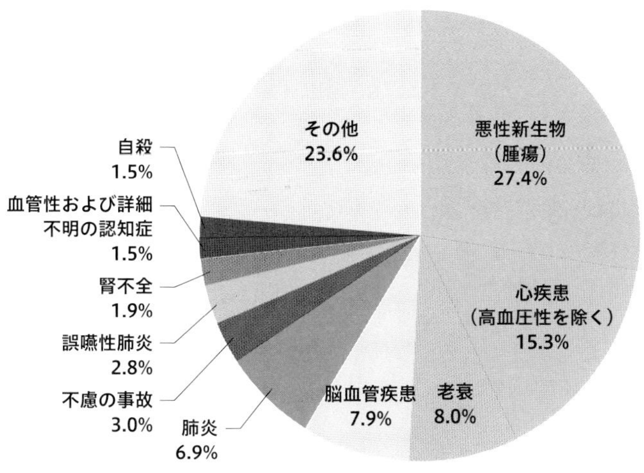

図 1　主な死因の構成割合（2018［平成 30］年）
厚生労働省．平成 30 年（2018）人口動態統計月報年計（概数）の概況：結果の概要．10.

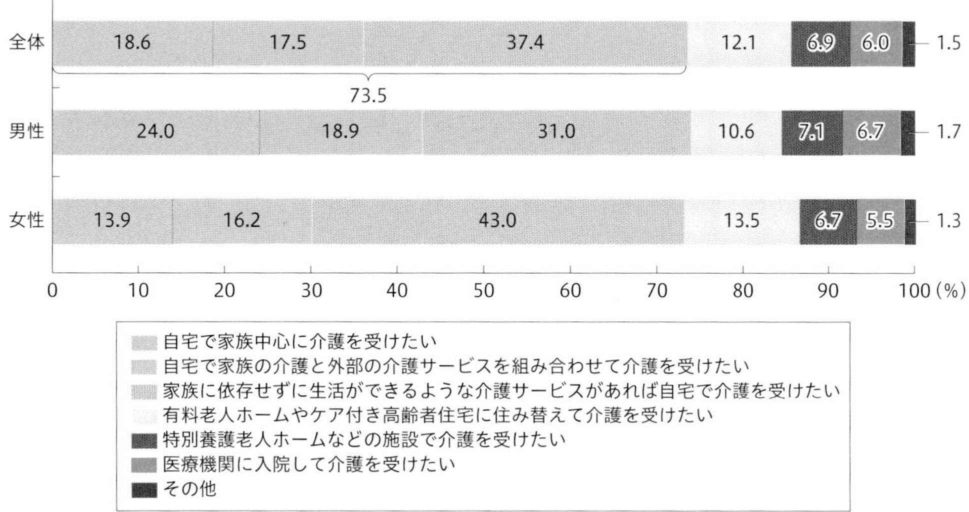

資料：厚生労働省政策統括官付政策評価官室委託「高齢社会に関する意識調査」（平成 28 年）
（注 1）質問は、「自分の介護が必要になった場合にどこでどのような介護を受けたいですか。」
（注 2）調査対象は、全国の 40 歳以上の男女。

図 2　どこでどのような介護を受けたいか
内閣府．平成 30 年版高齢社会白書（全体版）：第 2 節 高齢期の暮らしの動向　2 健康・福祉．33.

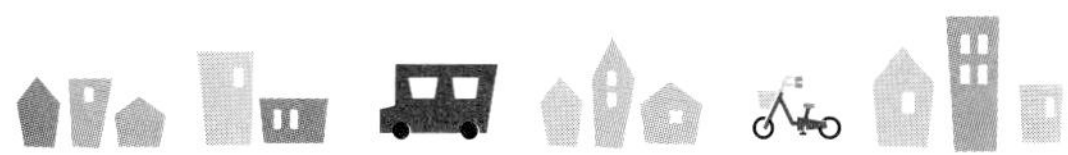

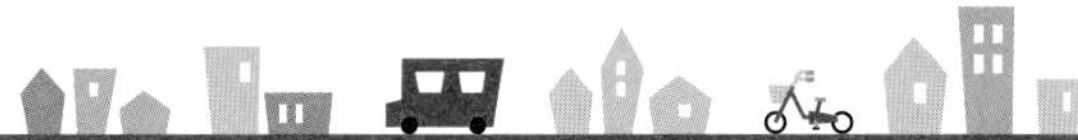

12 がんの方への在宅緩和ケア

Keywordを読み解く

- 根強く残る、緩和ケアは終末期のケアという誤解
- 外来通院での治療から在宅療養、ホスピスケアまでをつなぐ
- 「AYA世代」のニーズをどう支えるか

根強く残る、緩和ケアは終末期のケアという誤解

緩和ケアというと、一般の方だけでなく専門職でも「末期がん」「終末期のケア」という認識が根強く残っている状況があります。緩和ケアは2002年にWHOが定義を変更し、「緩和ケアとは、**生命を脅かす疾患による問題に直面している患者**とその家族に対して、痛みやその他の身体的問題、心理社会的問題、スピリチュアルな問題を**早期に発見し**、的確なアセスメントと対処（治療・処置）を行うことによって、**苦しみを予防し、和らげる**ことで、クオリティー・オブ・ライフ（QOL：生活の質）を改善するアプローチである」[1]とされました。

つまり緩和ケアは、かつての「治癒を目指した治療が有効でなくなった患者」を対象とするケアではなく、がんと診断されたときから生じる問題に対して提供され、予防の視点をもって関わることが求められるケアといえます（図1）。

外来通院での治療から在宅療養、ホスピスケアまでをつなぐ

現在のがん治療は、入院だけでなく外来通院による治療が増加しています。また、治療方法の進歩により治療効果も高まり、治療の継続や経過観察を経ながら、いかにQOL（生活の質）の高い生活を送るか、ということが課題となっています。訪問看護においても、CVポートや服薬の管理、症状のコントロールを含め、「全人的な苦痛」を緩和していくことが重要です（図2）。

通院治療を継続してきた療養者が、訪問診療との併診が必要となる場合や、通院から在宅医

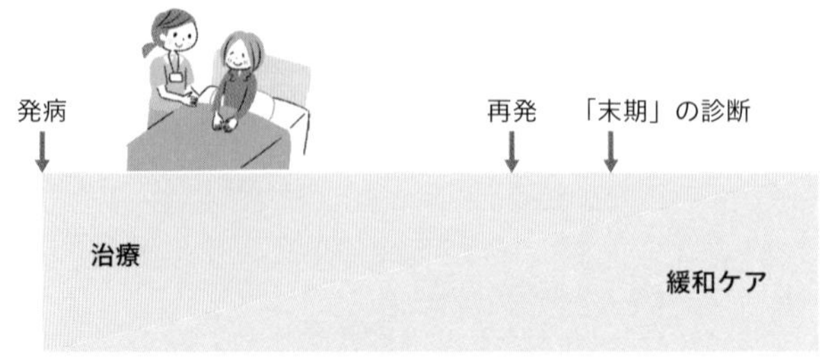

図1　現在の緩和ケアの考えかた

全国訪問看護事業協会編．訪問看護が支えるがんの在宅ターミナルケア．東京，日本看護協会出版会，2015，43．

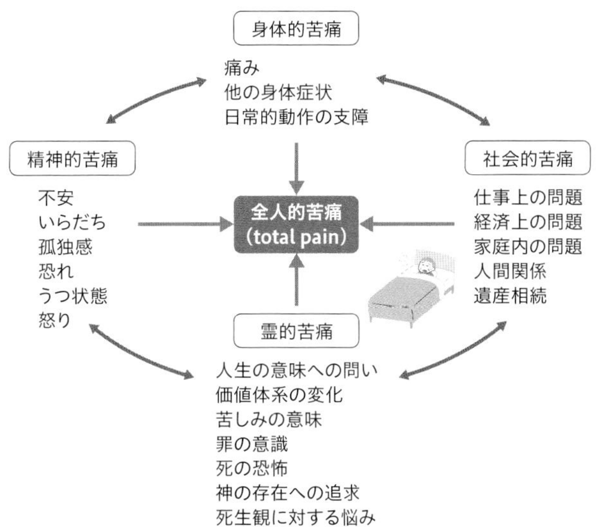

図 2　全人的な苦痛をもたらす背景

恒藤暁. "全人的苦痛とチーム医療 - 全人的苦痛の理解". 最新緩和医療学. 大阪, 最新医学社, 1999. p7.

療のみとなる場合、在宅療養を経てホスピス病棟へ移行する場合もあります。終末期を迎えて退院し在宅療養を開始する療養者だけでなく、通院治療から在宅療養、看取りへとニーズが変化していく療養者にも、必要な看護や支援が切れ目なく提供されるよう、各機関の専門職と連携していくことが必要です。

「AYA 世代」のニーズをどう支えるか

「AYA 世代」(‘あや’：adolescent and young adult) とは、15 歳以上 40 歳未満の思春期・若年成人を指します。この世代は、仕事や学校、結婚や出産、子育てなど、特有の課題をもっています。就労先や学校など関係機関によるサポート、社会保険労務士や社会福祉士の関わり、医療機関や行政での相談支援が求められます。

引用文献

1) 国立がん研究センター がん情報サービス. がんの療養と緩和ケア：WHO（世界保健機関）による緩和ケアの定義（2002 年). https://ganjoho.jp/public/support/relaxation/palliative_care.html

Column　全国 AYA がん支援チームネットワーク（https://ayateam.jp/）の活動

2018 年度より、国は本格的に AYA 世代のがんへの取り組みを始めています。上記のサイトは、「思春期・若年成人（AYA）世代がん患者の包括的ケア提供体制の構築に関する研究」の研究班のホームページで、研究班の活動成果とともに、全国のがん診療連携拠点病院、小児がん拠点病院の取り組みを紹介しています。

AYA 世代の患者・家族の相談窓口の情報源として、また医療従事者等にとっては地域のネットワークへの入り口として活用することができます。

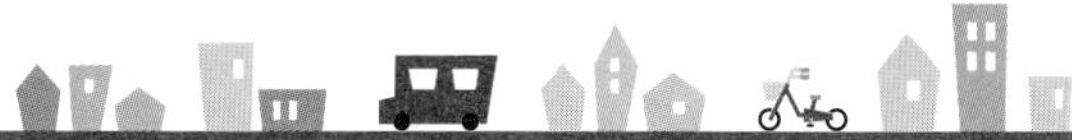

13 医療ニーズの高い小児

Keyword を読み解く

- NICU 等からの退院後も医療を必要とする乳幼児が増えている
- 新しい支援ニーズをもつ「医療的ケア児」
- 在宅で療養する子どもと家族への訪問看護の充実が課題

NICU 等からの退院後も医療を必要とする乳幼児が増えている

日本では医療技術の進歩により新生児の死亡率がおよそ1,000人に1人と、急速に減少し、世界一の救命率を誇るようになりました。その一方で、救命できた後にさまざまな障がいが残った子どもたちが存在し、その数と重症度は増す傾向にあります（図1）。

NICU 等から退院し、在宅で医療を必要とする子どもの7割以上が経管栄養や痰の吸引などの医療を必要としており、人工呼吸器を使用する子どもは10年間で10倍以上に増加しました。

新しい支援ニーズをもつ「医療的ケア児」

現在の障害福祉制度は、「大島分類」を基準に適用されています。身体障がいや知的障がいの重い子どもたちが「重症心身障害児」とされており、そこに医療的ケアや医療機器を必要とする「超重症児」が加わっています。また、近年では身体障がいや知的障がいは軽度あるいはなくても、気管切開や人工呼吸器、経管栄養、中心静脈栄養（IVH）などを必要とする「医療的ケア児」と呼ばれる子どもたちが増えています。「医療的ケア児」は、大島分類に基づく社会制度の対象に該当せず、保育や療育などのサービスを利用することが困難であることが問題となっていました。

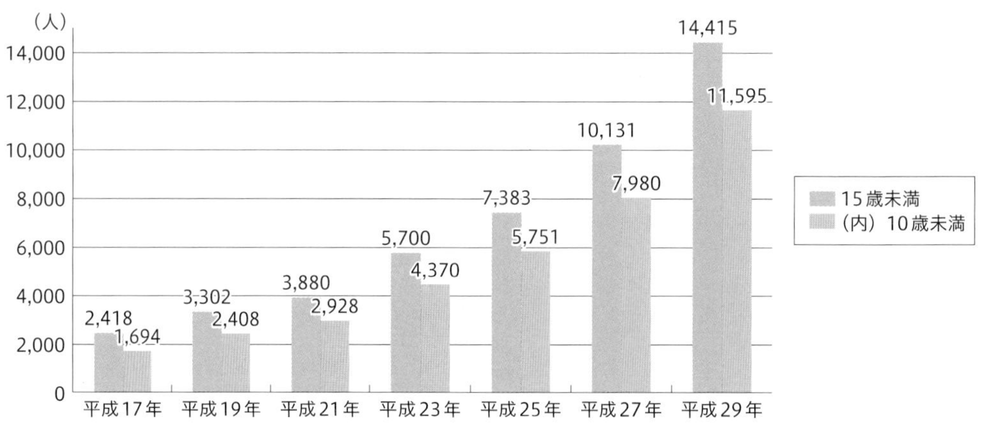

図1　小児の訪問看護利用者数の推移

中央社会保険医療協議会．総会（第370回）議事次第：中医協 総-5　29．11．15．在宅医療（その4）．2017，60．

2016年に障害者総合支援法が改正された際に、初めて「医療的ケア児」という言葉が明記され、制度の改善が始まりましたが、まだまだ家族、特に母親が24時間対応せざるを得ない状況が少なくありません。

在宅で療養する子どもと家族への訪問看護の充実が課題

近年、少しずつですが、NICUでの経験をもつ看護師たちが起業した、小児専門の訪問看護ステーションが増えてきました。都道府県によっては、療育や学校への通所・通学の移動を訪問看護師が支援する事業も始まっています。

しかし、小児への訪問看護では、長時間の訪問のニーズへの対応や家族への支援のありかた、長期に入院する際の運営上のリスクなど、さまざまな課題があります（図2）。公的な支援の充実とともに、一般的な訪問看護ステーションでも人材の確保や家族への支援を含めたスキルアップによる対応が求められています。

①退院に向けた支援
• 在宅医療の導入
• 退院調整　等
②福祉的支援
• レスパイト支援
• 居宅介護
• 相談支援事業所
• 児童発達支援生活介護
• 特別支援学校　等
③継続的な医療支援
• 緊急時等の後方病床の確保
• 在宅医療の提供　等
○○病院

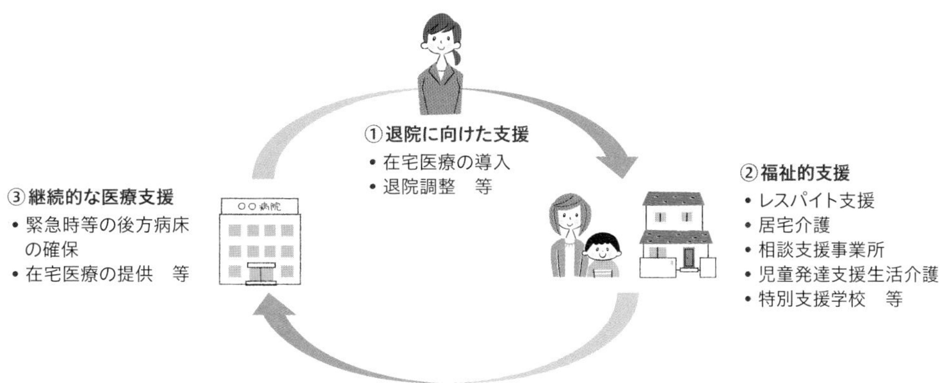

図2　長期の療養が必要な児の在宅への移行支援（イメージ）

厚生労働省．平成29年度医療的ケア児の地域支援体制構築に係る担当者合同会議：資料1 行政説明資料（2）厚生労働省医政局地域医療計画課在宅医療推進室．2017．6.

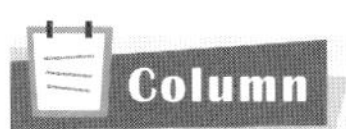

「医療的ケア児等コーディネーター養成研修」と「医療的ケア児等支援者養成研修」の受講対象者

増加する医療的ケア児を支援するために、職能団体による研修のほか下記のような研修も行われています。

◆ 医療的ケア児等コーディネーター養成研修

この研修でいう「医療的ケア児等コーディネーター」は、医療的ケア児等の支援を総合調整することになります。このため、研修受講の対象者は、主に相談支援専門員、保健師、訪問看護師等を想定しています。（厚生労働省．医療的ケア児等コーディネーター養成研修実施の手引き．より引用）

◆ 医療的ケア児等支援者養成研修

医療的ケア児等支援者養成研修の受講対象者は、地域の事業所等で医療的ケア児等を支援している方および今後支援したいと考えている方です。障害児通所支援事業所、障害児相談支援事業所、保育所等、認定こども園、幼稚園、学校、放課後児童クラブ等で働いている方やボランティアの方、学生の方等、幅広く対象としています。（厚生労働省．医療的ケア児等支援者養成研修実施の手引き．より引用）

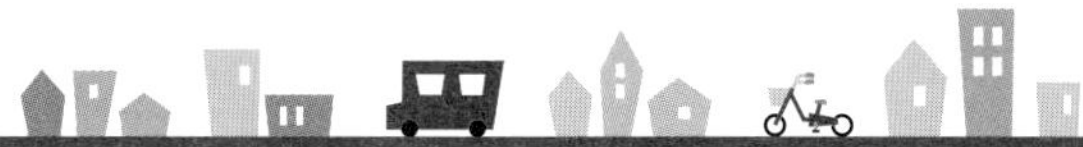

14 地域で暮らす精神障がい者

Keyword を読み解く

- ますます求められる精神科訪問看護
- 精神科訪問看護の制度
- 精神科訪問看護の状況
- 精神障がい者の地域生活の支援

ますます求められる精神科訪問看護

2017 年の「これからの精神保健医療福祉のあり方に関する検討会」報告書では、「入院医療中心から地域生活中心」という理念を軸としながら、精神障がい者が地域社会の一員として、安心して自分らしい暮らしができるよう、医療、障害福祉・介護、社会参加、住まい、地域の助け合い、教育が包括的に確保された「精神障害にも対応した地域包括ケアシステム」の構築を目指すことを新たな理念として示しました（図 1）。

単に「自宅」に訪問して看護をするだけでなく、利用者が暮らす地域の一員として一緒に地域生活を考えていくような訪問看護が求められています。

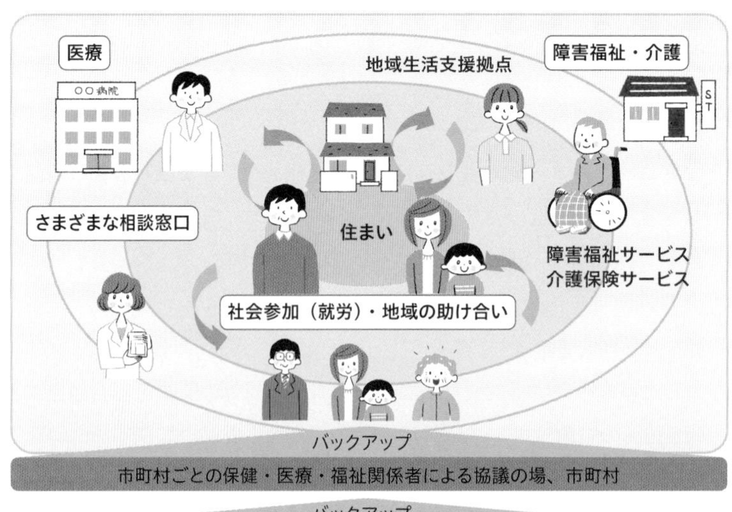

図 1　精神障害にも対応した地域包括ケアシステムの構築

厚生労働省．社会保障審議会障害者部会（第 90 回）資料 2.「精神障害にも対応した地域包括ケアシステム」の構築．2018，15.

精神科訪問看護の制度

訪問看護事業所（訪問看護ステーション）からの訪問看護は以下のように変遷してきました。

- 1994 年：老人医療の対象以外の人びとにも、訪問看護ステーションからの訪問看護が可能となり、主疾患が精神科疾患の人への訪問看護も提供されるようになりました。
- 2012 年：精神科訪問看護基本療養費が新設され、訪問看護の対象者が、「精神障害を有するものまたはその家族等」とされ、利用者本人だけでなく、家族への看護を提供した場合にも診療報酬が算定できるようになりました。
- 2014 年：精神科訪問看護は介護保険の給付対象外となり、要介護認定を受けていても、精神科訪問看護指示書※によって訪問看護を行う場合には、医療保険（診療報酬）による訪問看護となりました。
- 2018 年：医療機関および多職種の連携をより推進するよう診療報酬が改定されました。

※医療保険で精神科訪問看護を利用する場合は、精神科を標榜している病院やクリニックの医師による「精神科訪問看護指示書」の交付が必要です。また、医療保険の訪問看護は、自立支援医療（精神通院）制度を利用することで自己負担額が軽減されます。

精神科訪問看護の状況

全国訪問看護事業協会の 2013 年度の調査では、精神障がいのある利用者への訪問をしている事業所は 36.5%（2012 年 9 月時点）で、まだまだ不足していました。その後、精神科訪問看護の実施回数の推移を見ると、平成 27 年以降 1.4 倍に増えています（図 2）。最新のデータでは、平成 29 年から令和元年にかけてさらに 1.3 倍増えたとされています。

精神障がい者の地域生活の支援

精神障がい者が地域で生活をしていくためには、自宅（居宅）での生活を整えるだけでなく、地域で自立した生活をできるようにすること、地域でその人なりの役割をもって社会生活を続けていけるようにすることが重要です。そのためには、訪問看護などの訪問系サービスだけでなく、通所系サービスを利用し、お互いに連携し合うことが大切です。

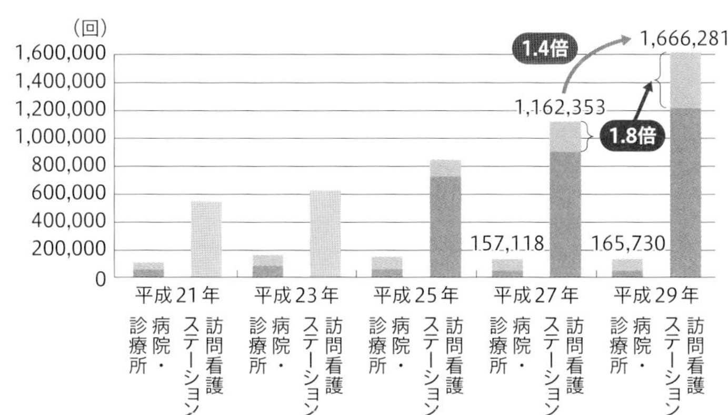

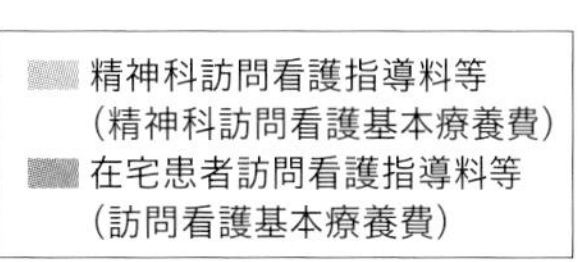

出典：「社会医療診療行為別調査・統計」（各年 6 月審査分）、保険局医療課調べ（各年 6 月審査分より推計、平成 29 年は暫定値）

図 2　精神科訪問看護の実施回数の推移（病院・診療所／訪問看護ステーション）

中央社会保険医療協議会．総会（第 370 回）議事次第：中医協 総-5　29．11．15．在宅医療（その 4）2017，64．

15 増え続ける認知症の人

Keyword を読み解く

- 国全体での取り組みの経過
- 誰もがなり得る身近なもの
- 訪問看護は、認知症の人の在宅生活を支えるサービスの１つ
- 立ち位置は、「認知症の人の看護」ではなく「認知症の人の地域生活支援」

国全体での取り組みの経過

厚生労働省が認知症の人への取り組みを始めたと考えられるのは、1986 年「痴呆性老人対策推進本部」を設置したときからです。その後、さまざまな取り組みをしてきましたが、高齢者人口も認知症の人も急増し、認知症になっても安心な社会というには程遠い状況が続いていました。

オレンジプラン（2012 年）

厚生労働省だけではなく、日本の国全体の課題として取り組み始めたのは、2012 年 9 月に公表された「オレンジプラン」です。オレンジプランとは、認知症高齢者のための施策で「認知症施策推進５か年計画」の愛称です。オレンジプランが策定され「認知症になっても安心して暮らしていけるために支援していく活動」が具体化されました。

新オレンジプラン（2015 年）

その後、2015 年に「認知症施策推進総合戦略～認知症高齢者等にやさしい地域づくりに向けて～（新オレンジプラン）」を策定し、取り組みを進めてきました。「認知症高齢者本人が自分の力でも生活ができる社会にするための活動」がテーマでした。

認知症施策推進大綱（2019 年）

2019 年 6 月 18 日、国家戦略として認知症施策推進関係閣僚会議が「認知症施策推進大綱」を決定しました。「認知症の発症を遅らせ、認知症になっても希望を持って日常生活を過ごせる社会」を目指した具体的な施策を打ち立てたものです（下記①～⑤、図 1）。

①普及啓発・本人発信支援
②予防
③医療・ケア・介護サービス・介護者への支援
④認知症バリアフリーの推進・若年性認知症の人への支援・社会参加支援
⑤研究開発・産業促進・国際展開

具体的な施策

認知機能の低下のない人、プレクリニカル期	認知機能の低下のある人（軽度認知障害(MCI)含む）	認知症の人
認知症発症を遅らせる取組（一次予防※1）の推進	早期発見・早期対応(二次予防)、発症後の進行を遅らせる取組(三次予防※2)の推進	認知症の人本人の視点に立った「認知症バリアフリー」の推進

①普及啓発・本人発信支援

②予防

③医療・ケア・介護サービス・介護者への支援

④認知症バリアフリーの推進・若年性認知症の人への支援・社会参加支援

⑤研究開発・産業促進・国際展開

認知症の人や家族の視点の重視

上記1～5の施策は、認知症の人やその家族の意見を踏まえ、立案及び推進する。

※1　認知症の発症遅延や発症リスク低減
※2　重症化予防、機能維持、行動・心理症状の予防・対応

図1　認知症施策推進大綱（令和元年6月18日認知症施策推進関係閣僚会議決定）（概要）
厚生労働省．認知症施策推進大綱について　認知症施策推進大綱【概要】．2019.

長期の縦断的な認知症の有病率調査を行っている福岡県久山町研究データに基づいた、
・各年齢層の認知症有病率が、2012年以降一定と仮定した場合
・各年齢層の認知症有病率が、2012年以降も糖尿病有病率の増加により上昇すると仮定した場合
　※久山町研究からモデルを作成すると、年齢、性別、生活習慣（糖尿病）の有病率が認知症の有病率に影響することが分かった。
　本推計では2060年までに糖尿病有病率が20%増加すると仮定した。

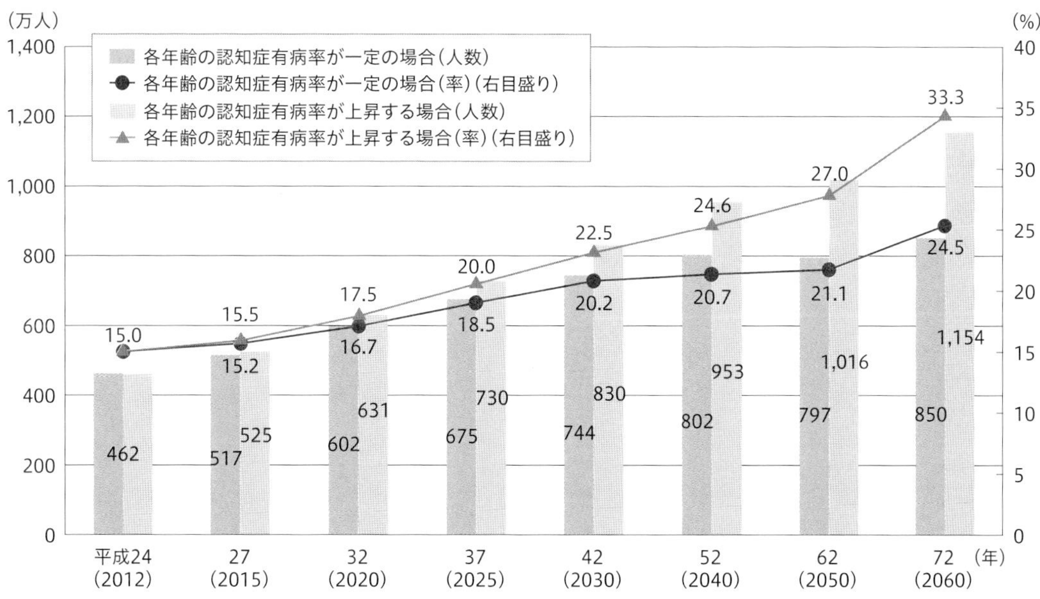

資料：「日本における認知症の高齢者人口の将来推計に関する研究」(平成26年度厚生労働科学研究費補助金特別研究事業 九州大学二宮教授)より内閣府作成

図2　65歳以上の認知症患者の推定者と推定有病率
内閣府．平成29年版高齢社会白書（概要版）　第2節 高齢者の姿と取り巻く環境の現状と動向．2017，17.

誰もがなり得る身近なもの

2012 年で認知症の人の数は、約 462 万人、軽度認知障害（MCI；Mild Cognitive Impairment）の人の数は約 400 万人と推計され、合わせると 65 歳以上の高齢者の約 4 人に 1 人が認知症の人またはその予備軍ともいわれていました。2025 年には認知症の人の数は 675 万人と見込まれています（前ページ図 2）。

認知症は、特殊な病気や状態ではなく、誰もがなり得るものであり、家族や身近な人が認知症になることなどを含め、多くの人にとって身近なものとなっています。

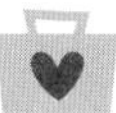

訪問看護は、認知症の人の在宅生活を支えるサービスの 1 つ

認知症が精神科疾患という分類・扱いをされている時期があり、医療の対象として多くの人が精神病院への入院を余儀なくされていることがありました。しかし、現在はもちろん医療の対象ではありますが、福祉・介護やまちづくり、地域共生社会づくりなどで、行政をはじめさまざまな分野の方が大々的に取り組んでいます。

特に介護保険では認知症の人を対象にさまざまなサービスを実施しています（**表 1**）。1 つのサービスだけではなく、多職種・多くのサービスが連携して認知症の方の在宅生活を支えます。訪問看護だけで支えることはほぼ不可能で、訪問看護は、認知症の人の在宅生活を支えているサービスの中の 1 つです。多職種・多くのサービスの内容をよく理解し、「協働」の理念のもとに取り組んでいきます。

表 1　主なサービス

主なサービス
デイサービス
ショートステイ
訪問介護
定期巡回・随時対応サービス
小規模多機能型居宅介護
居宅介護支援（ケアマネジャー）
訪問リハビリ
往診医
認知症対応型共同生活介護

サービスだけではなく、地域には認知症についてさまざまな資格取得者や講習会を受けた方が多数います。例えば、「認知症サポーター」（養成講座終了の方で一般市民もいます）、「認知症ケア専門士」、また介護保険の算定要件に関係する「認知症介護指導者研修修了者」「認知症介護実践リーダー研修修了者」などです。医療職ではない介護・福祉・その他の分野の方が認知症について学び、積極的に取り組んでいますので、お互いに学び合いながら連携することが重要です。

Topics

薬の調整と症状緩和に集中する訪問看護師？！

多職種や他のサービスからこんな話を聞くことがあります。「訪問看護師さんは、薬のコントロールと症状緩和にばかり目がいって、『生活』に目がいかないことがあります。多少の周辺症状（歩き回り、独り言、物盗られ妄想、不眠等など）があってもいいので、**日々の日常生活の充実**を中心的に一緒に考えてほしいです」

目線・目標を再度多職種・他のサービスと共有することが重要ですね。

立ち位置は、「認知症の人の看護」ではなく、「地域生活支援」

訪問看護師の視点・立ち位置は、「認知症の患者の看護（薬の調整と症状緩和など）」が中心ではなく、生活者としての認知障害がある方の地域生活支援です。別の言いかたをすると、生活障害者の生活支援です。種々の症状に目を向け支援しつつも、日常生活をなるべく本人の力で（もちろんサポートがありながら）自分らしく在宅での暮らしが続けられるようにすることです。「問題解決思考」ではなく、「生活充実思考」「ストレングスモデル」です。

多くの現場で認知症の人が訪問看護を利用しているのは、他の疾患が合併した場合などです。例えば、がん末期、心不全、内臓疾患などです。また、排便コントロールや拒否気味の入浴支援のためにも訪問看護の依頼があるようです。BPSD（行動・心理症状）があっても快適な在宅生活が送れるように訪問看護の力の発揮が求められます。

Column　ストレングスモデルとは

精神障がい者への支援のありかたについてのモデルです。自身も精神障がいをもつ研究者、チャールズ・A・ラップによって提唱されました。

病気や障がいによる「できないこと」に焦点をあてるのではなく、患者さんや障がいのある方の長所や強みにアプローチして、「できること」を大切にする支援です。

それが、今日の日本の精神障がいにおけるケースマネジメントにおいて、正当な考えかたとされている「ストレングスモデル」です。

Column　生活充実思考

「医療モデル」(病気や症状を治すことに重点を置いた支援のしかた）ではなく、いわば「生活モデル」で、本人にとって快適な日常生活を送ること、あるいは本人が望む人生設計が充実するようなことを中心にした思考を、ここでは「生活充実思考」と呼びました。

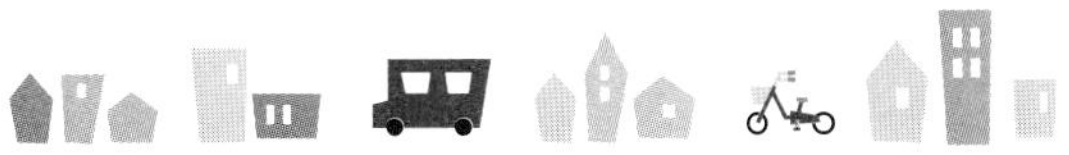

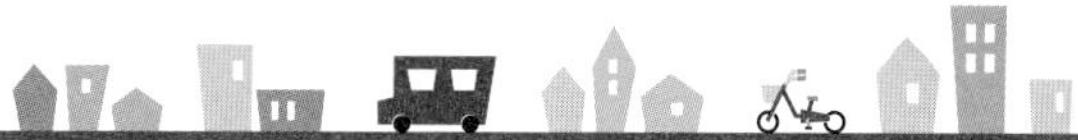

16 多課題をもつ療養者

Keywordを読み解く

- ☑ 疾患の複雑化、家族構成の変化、「8050問題」
- ☑ 正解がないからこそ、多機関・多職種で共有を
- ☑「きっかけ」を模索し続けることも大事な支援

疾患の複雑化、家族構成の変化、「8050問題」

訪問看護の利用者は、複数の身体的な疾患をもっていたり認知症など身体以外の疾患をもっていたり、その病状は複合的であることが少なくありません。

また、家族については配偶者や息子の妻、娘などの介護者がいることが在宅療養の前提と考えられていた時代もありましたが、高齢者の4分の1以上が一人暮らしで、3割が高齢夫婦のみの世帯となっています。「8050（はちじゅうごじゅう）問題」といわれる、70～80歳代の親が自立の難しい40～50歳代の未婚の子どもを支えている世帯もあります（図1）。

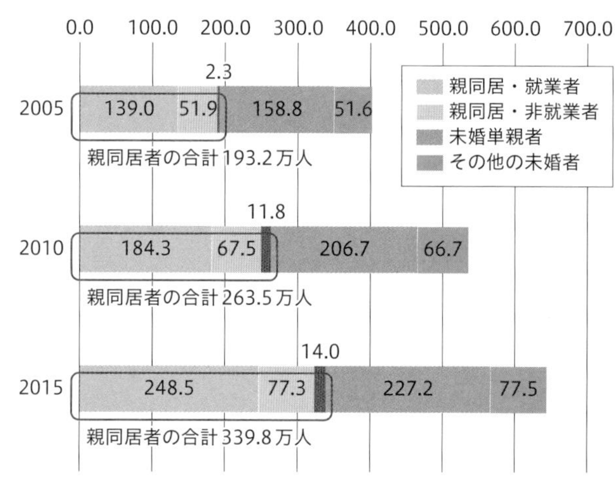

図1 40代・50代の未婚者における親同居者・単身者の人口の推移（単位は万人。国勢調査から作成）

特定非営利活動法人KHJ全国ひきこもり家族会連合会. ～地域包括支援センターにおける「8050」事例への対応に関する調査～報告書. 厚生労働省 平成30年度生活困窮者就労準備支援事業費等補助金社会福祉推進事業. 2019. 5.

多くの課題をもつ療養者と家族には、介入することが「脅威」とならないよう、個々の生活の個別性を踏まえた支援が求められます。

正解がないからこそ、多機関・多職種で共有を

多くの課題をもつ療養者の場合、本人を含め意思決定できる人がいない、あるいは意思決定が難しくキーパーソン不在、ということがしばしばあります。また、複数の診療科を受診していて、総合的な療養方針について相談できる医師がいないなど、医療の選択においても課題が生じる場合もあります。

さらに、医療や介護の問題だけでなく、経済的な問題や生活費、財産管理の問題、住民票が居住地にない、親族の所在が不明など、福祉や行政の専門職等の関わりが必要になることもあ

- 訪問看護情報提供療養費は、自治体との連携を目的とした情報提供。
- 訪問看護情報提供療養費の算定回数は増加傾向である。

訪問看護情報提供療養費　1,500円

- 訪問看護ステーションと**市町村等の実施する保健福祉サービスとの有機的な連携を強化し、利用者に対する総合的な在宅療養を推進することを目的**とするものである。
- 訪問看護ステーションが利用者の同意を得て、利用者の居住地を管轄する市町村等に対して、指定訪問看護の状況を示す文書を添えて、当該市町村等が利用者に対して、健康教育、健康相談、機能訓練、訪問指導等の保健サービス又はホームヘルプサービス（入浴、洗濯等のサービスも含む。）等の福祉サービスを有効に提供するために必要な情報を提供した場合に、算定要件に応じ月１回算定する。

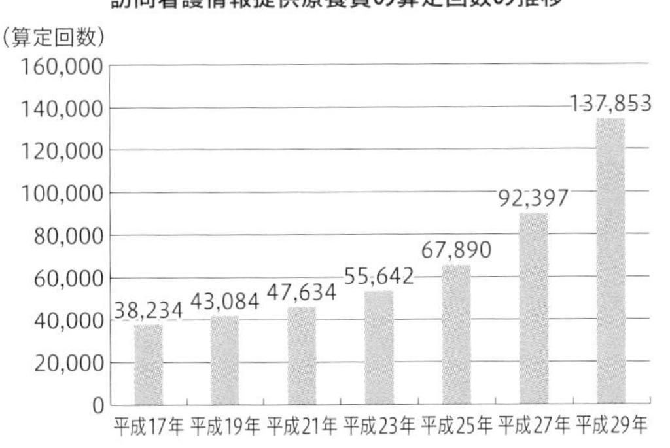

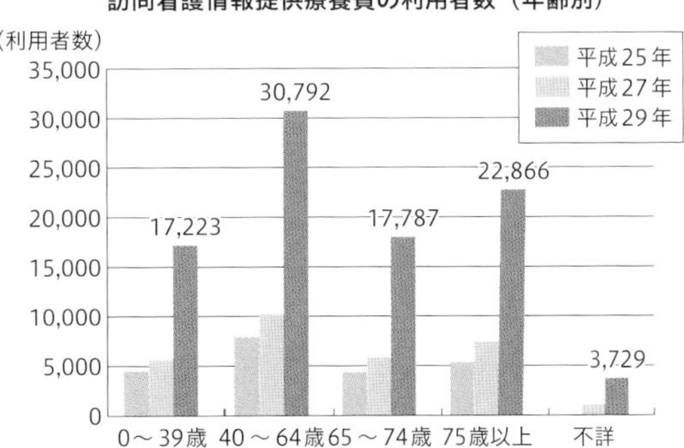

出典：保険局医療課調べ（各年６月審査分より推計、平成29年は暫定値）

図２　訪問看護情報提供療養費について

中央社会保険医療協議会．総会（第370回）議事次第：中医協 総-5　29．11．15．在宅医療（その４）．2017，105．

ります。

療養者と家族の課題を整理しながら、訪問看護師として必要な機関や職種につなぐ「橋渡し」をしていくことが重要です。訪問看護情報提供療養費は、別表7、8に掲げる者（→ p19参照）、精神障害を有する者又はその家族を対象に算定され、2020年度改定では、15歳未満の小児も対象となります（図２）。

「きっかけ」を模索し続けることも大事な支援

虐待の問題を含め、複雑な状況にある療養者と家族への支援は、一朝一夕には状況が改善しないことが少なくありません。大きな変化には至らなくても、関わりかたを工夫しながら、関わりを継続することが大事な介入になることもあります。

支援者からみた正しさを追求するのではなく、個々の療養者と家族の状況に応じ、臨床倫理の観点から支援のありかたを多職種で検討する機会も必要です（図３）。

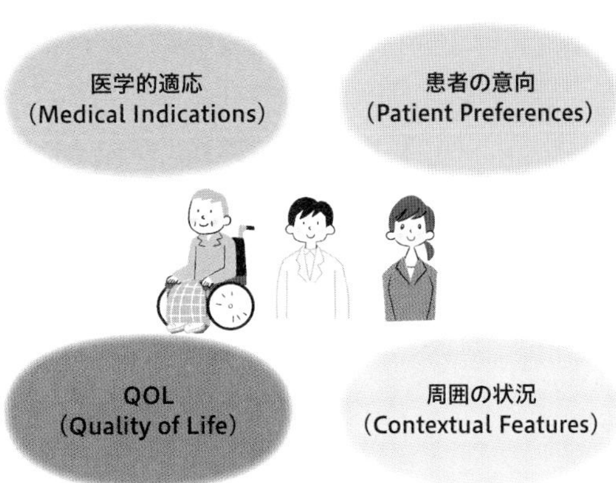

図３　患者・家族への支援を考えるポイント（臨床倫理の４分割法）

Jonsen AR ほか．臨床倫理学．第５版．赤林 朗ほか監訳．新興医学出版社．2006，13．を参考に作成．

17 医療ニーズの高い利用者の在宅療養支援

Keywordを読み解く

- 「寝たきり老人」の訪問指導から始まった訪問看護
- 在宅療養の可能性を広げる在宅医療機器
- 在宅療養の持続可能性を高めるために
- 情報通信技術（ICT）を利用した死亡診断等を行う際の要件

「寝たきり老人」の訪問指導から始まった訪問看護

1960年代の後半頃から、日本では「寝たきり老人」の存在が社会問題化していきました。制度化される前の訪問看護、そして1980年代に制度化されて間もない訪問看護は、主に長期の介護を要する、いわゆる「寝たきり老人」を主な対象としていました。褥瘡に対するケアや排便の支援などの直接ケアも提供されていましたが、制度上認められた訪問回数は少なく、介護する家族に指導することを想定したものでした。

現在の訪問看護では、在宅での抗がん剤治療も含め、さまざまな「治療」が提供されています。必要性や条件が合えば、毎日あるいは1回複数回訪問することもできるようになりました。

在宅療養の可能性を広げる在宅医療機器

酸素が発見され、医療の場で実用化されるまで約200年、病院だけでなく在宅で使われるようになるまでに約40年かかったといわれています。現在では携帯用の酸素ボンベも進化して、呼吸同調式酸素供給調節器がつくようになりました。

腹膜透析（CAPD）が在宅で実施可能になり、また、CVポートや輸液ポンプが普及して在宅でも管理できるようになりました。人工呼吸器もコンパクトになり、車いすに積めるようになっています。在宅医療機器の高度化・簡素化は、病院から在宅へ療養の場を移行するのみならず、仕事を続けたり、旅行に出かけたりすることも不可能ではないものにしています。

また、ICTの進化に伴い、離島やへき地におけるリモート診療や、医療機器のリモート監視システムも開発が進められています。

在宅療養の持続可能性を高めるために

高度な医療機器を在宅で使用できるようになった反面、専門職でもなく交代制でもない状況にある家族が、その管理やケアに対応しなければならないケースも多くなっています。医療機器の質の向上とともに、長期の在宅療養も可能になりました。医療機器を安全に管理する緊張感、24時間の吸引や機器のアラームに対応する物理的な負担に対して、個々の利用者を支えるだけでなく、支援制度の充実も求めていく必要があります（図1）。

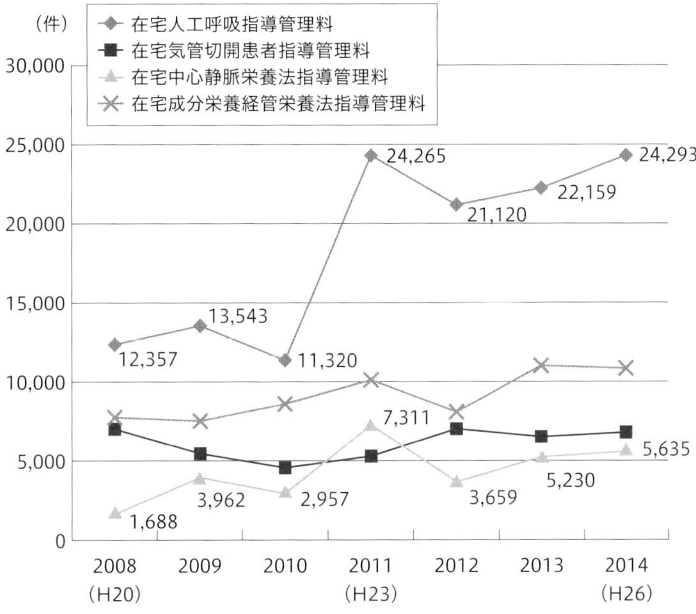

出典：社会医療診療行為別調査（厚生労働省）

図 1　在宅医療患者に対する医療処置の状況

厚生労働省．第 1 回全国在宅医療会議 参考資料 2．在宅医療の現状．2016．10．

情報通信技術（ICT）を利用した死亡診断等を行う際の要件

ICT を利用した死亡診断等を行うためには、次に示す（a）～（e）すべての要件を満たすことを要します（「規制改革実施計画」2016〔平成 28〕年 6 月 2 日閣議決定〔内閣府〕）。

（a）医師による直接対面での診療の経過から早晩死亡することが予測されていること

（b）終末期の際の対応について事前の取決めがあるなど、医師と看護師と十分な連携が取れており、患者や家族の同意があること

（c）医師間や医療機関・介護施設間の連携に努めたとしても、医師による速やかな対面での死後診察が困難な状況にあること

（d）法医学等に関する一定の教育を受けた看護師が、死の三兆候の確認を含め医師とあらかじめ決めた事項など、医師の判断に必要な情報を速やかに報告できること

（e）看護師からの報告を受けた医師が、テレビ電話装置等の ICT を活用した通信手段を組み合わせて患者の状況を把握することなどにより、死亡の事実の確認や異状がないと判断できること

Column　情報通信技術（ICT）を利用した死亡診断等ガイドライン

主治医が遠方にいるなどにより、死亡診断を行うことが困難な場合に、看取りのための入院や遺体の長期保存・長距離の輸送を避けるため、2017 年 9 月に、厚生労働省から ICT を利用した死亡診断等のガイドラインが出されました。

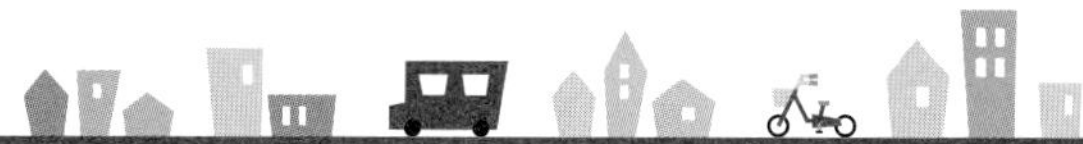

18 なくてはならない 24 時間対応

Keyword を読み解く

- 「急変時の対応」の有無が在宅療養の可否を決める
- 利用者が訪問看護に求めるのは 24 時間対応
- 定期訪問での対応が 24 時間のケアにつながる

「急変時の対応」の有無が在宅療養の可否を決める

厚生労働省が実施している「人生の最終段階における医療に関する意識調査」では、在宅医療への移行や継続を阻害する要因として、「介護してくれる家族等に負担がかかる」「症状が急に悪くなったときの対応に自分も家族等も不安」が1位2位となっています。家族の介護負担を軽減するとともに、急変時の対応について24時間相談でき、必要に応じて往診する医師がいること、入院できる場所があることが在宅療養への移行や継続を可能にする要素といえます。

利用者が訪問看護に求めるのは 24 時間対応

利用者が訪問看護に求めることの第1位は、(主に精神科訪問看護を提供する訪問看護ステーションを除き)「24時間対応してくれる」ことです（図 1）。24時間いつでも相談ができ、必要に応じて緊急訪問を行い、医師とのつなぎ役を果たすことが訪問看護に対するニーズであることがうかがえます。

現在、24時間対応をしている訪問看護ステーションは8割から9割となっており、医療保険においても介護保険においても、全利用者の約半数が加算に同意しています（図 2）。利用者や家族からの電話相談に看護師が対応し、必要時は緊急訪問して必要な医療やケアを提供し、救急搬送の際も主治医と連携しながらスムーズな支援を行える体制が、利用者と家族の安心につながります。

定期訪問での対応が 24 時間のケアにつながる

何らかの疾患や障がいをもって在宅療養をしている利用者には、ある程度予測可能な症状の変化や転倒事故などのリスクがあります。日中の定期訪問を通してそれらのリスクをアセスメントし、医師やケアマネジャー等の他職種と連携して事前に「対応策」を準備しておくことが重要です。

主治医と連携の上、予測される状態の変化や対応を利用者や家族の状況に合わせて事前に説明し、共有しておくことで、急変をできるだけ「急変」にしないようにします。また、病状変化時やADLの低下時に対応できる頓服薬や福祉用具などを事前に調整しておくことで、変化があってもできるだけ安定した在宅療養を支援していきます。

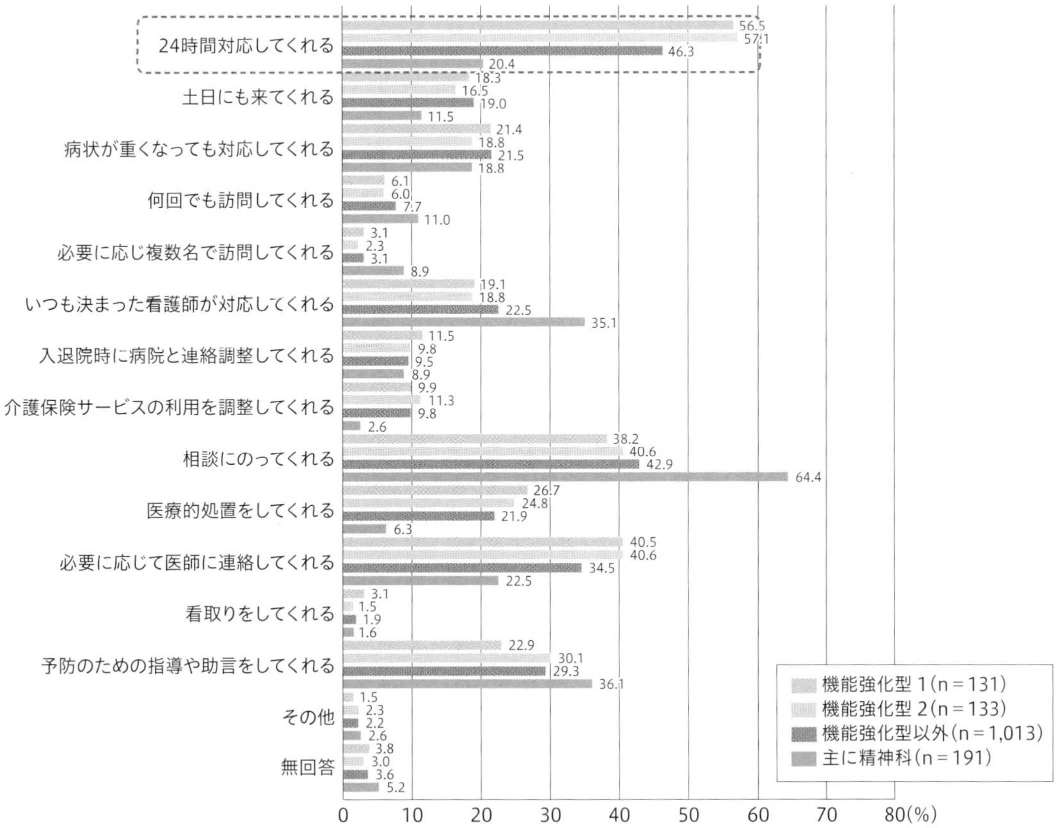

24時間対応してくれる 56.5 57.1 46.3 20.4
土日にも来てくれる 18.3 16.5 19.0 11.5
病状が重くなっても対応してくれる 21.4 18.8 21.5 18.8
何回でも訪問してくれる 6.1 6.0 7.7 11.0
必要に応じ複数名で訪問してくれる 3.1 2.3 3.1 8.9
いつも決まった看護師が対応してくれる 19.1 18.8 22.5 35.1
入退院時に病院と連絡調整してくれる 11.5 9.8 9.5 8.9
介護保険サービスの利用を調整してくれる 9.9 11.3 9.8 2.6
相談にのってくれる 38.2 40.6 42.9 64.4
医療的処置をしてくれる 26.7 24.8 21.9 6.3
必要に応じて医師に連絡してくれる 40.5 40.6 34.5 22.5
看取りをしてくれる 3.1 1.5 1.9 1.6
予防のための指導や助言をしてくれる 22.9 30.1 29.3 36.1
その他 1.5 2.3 2.2 2.6
無回答 3.8 3.0 3.6 5.2
0 10 20 30 40 50 60 70 80(%)
機能強化型 1(n＝131)
機能強化型 2(n＝133)
機能強化型以外(n＝1,013)
主に精神科(n＝191)

図 1　利用者が訪問看護に求めること（上位 3 つまでを回答）

厚生労働省．医療と介護の連携に関する意見交換（第 1 回）議事次第．訪問看護について　資料 -3 参考 1．2017，24．

加算の届出の有無
(事業所数)
加算の同意の有無
(利用実人員数)
加算の同意者のうち、緊急訪問の
有無(利用実人員数)
介護保険
緊急時訪問看護加算
届出なし 1,022 13%
届出あり 6,875 87%
加算の同意なし 156,515 48%
加算の同意あり 169,483 52%
利用あり 24,164 15%
利用なし 132,351 85%
1人あたりの
緊急訪問回数
3.0回
事業所の80～90%が届出あり
加算に同意している者は全利用者の約半数
実際に緊急の訪問看護を利用している者は約15%で訪問回数は約3回
医療保険
24時間対応体制加算
届出なし 1,554 20%
届出あり 6,343 80%
加算の同意なし 64,482 44%
加算の同意あり 82,201 56%
利用あり 11,371 14%
利用なし 70,830 86%
1人あたりの
緊急訪問回数
2.9回

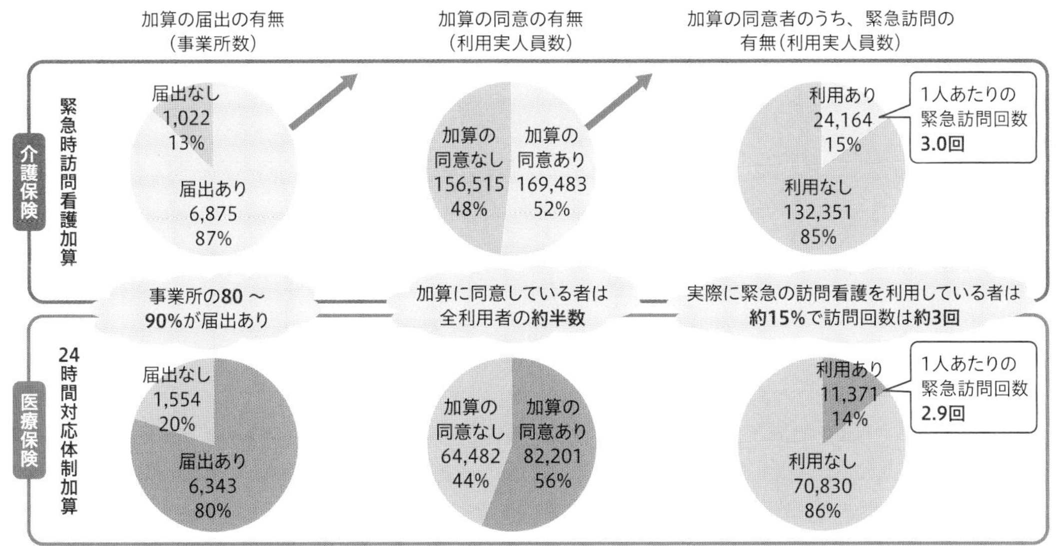

緊急時訪問看護加算・24時間対応体制加算：
同意を得た利用者又はその家族等に対して24時間連絡できる体制にあって、必要に応じ緊急時訪問を行う体制として届け出た場合に月１回加算

図 2　訪問看護における 24 時間対応体制と緊急訪問の状況

厚生労働省．医療と介護の連携に関する意見交換（第 1 回）議事次第．訪問看護について　資料 -3 参考 1．2017，25．

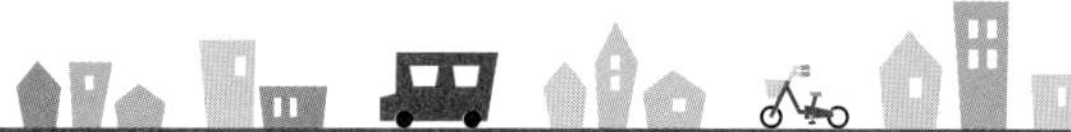

19 入院支援・退院支援

Keyword を読み解く

- ☑ 都道府県が策定する「地域医療構想（ビジョン）」
- ☑ 病院も在宅サービスも療養者を支える「地域の資源」
- ☑ どこで暮らしていきたいかは「治療の選択の支援」が重要

都道府県が策定する「地域医療構想（ビジョン）」

国は、団塊の世代が75歳を迎える2025年に、医療と介護の需要が最大化すると考え、各都道府県に「地域医療構想（ビジョン）」の策定を求めています。都道府県は、各医療機関からの病床機能（高度急性期・急性期・回復期・慢性期）の報告や、各地域における医療の需要の将来推計等の情報を活用し、2015年から二次医療圏等ごとに2025年に目指すべき地域医療構想を策定して、医療の機能分化と連携を進めています（図1）。

在宅医療と地域包括ケアについては市町村の管轄ですが、在宅療養者が必要とする医療ニーズに対応するためには、地域にある医療機関の機能分化の動向についても把握しておく必要があります。

病院も在宅サービスも療養者を支える「地域の資源」

地域包括ケアシステムや地域共生社会は、地域で暮らす療養者が必要とする医療やケアがそ

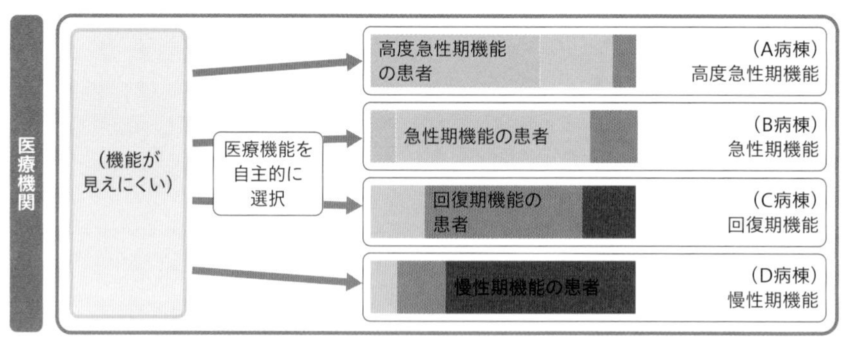

図1　地域の医療機関の機能は？

厚生労働省医政局地域医療計画課．医療政策研修会（令和元年度第2回）：資料1 今後の地域医療構想の進め方について 2019．2．

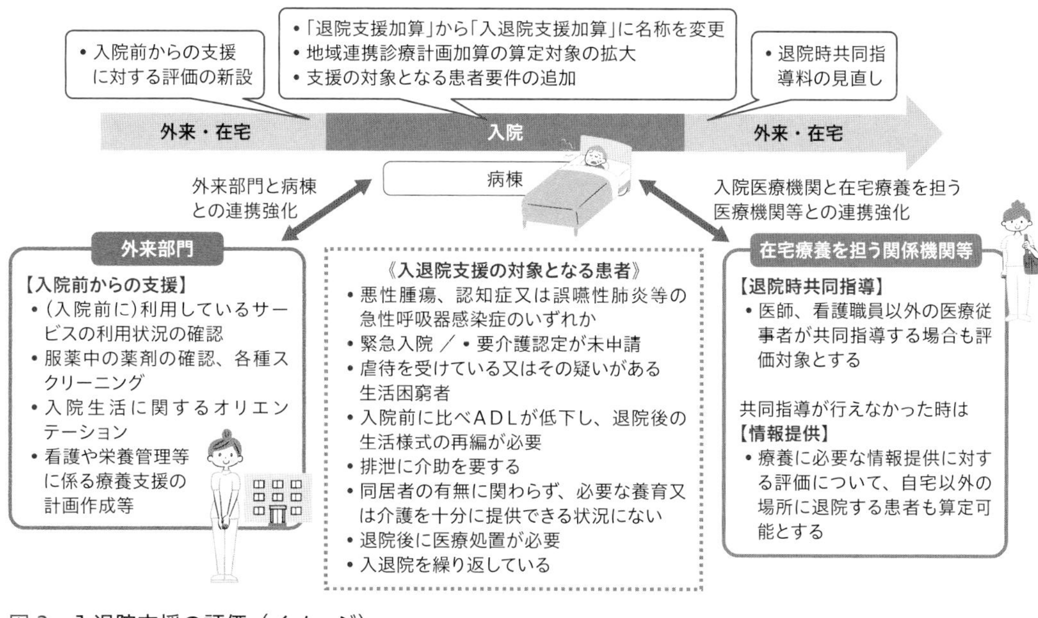

図２　入退院支援の評価（イメージ）
厚生労働省保険局医療課. 平成30年度診療報酬改定の概要　医科Ⅰ. 2018, 62.

の地域で提供され、最期まで住み慣れた地域で暮らし続けることを目指しています。入院か在宅か、あるいは施設かではなく、「住まい」を中心として、必要なときは療養者のニーズに応じた機能の病床に「入院」することを支援し、同時に入院時から「退院」に向けた支援を開始していくことが重要です（図２）。

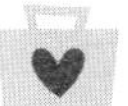 どこで暮らしていきたいかは「治療の選択の支援」が重要

かつての退院支援は、入院した患者が病院で治療を受けた「あと」の状態をアセスメントし、在宅への退院の可否も主に医療機関が判断していました。入院加療の結果、インスリン注射やカテーテルなど医療器具の管理が必要となると、たとえ療養者が在宅への退院を希望していても、実現することは難しいということが起こり得ます。

2018年より、退院前の支援だけでなく入院前からの支援も診療報酬において評価されるようになりました。日頃から療養者や家族の意向をとらえ、それに基づいた治療の選択を入院機関・在宅医療機関と連携して支援していくことが求められます。療養者と家族が、治療の結果も踏まえた選択ができるよう支援することで、療養者と家族が大事にしたいと考える暮らしを実現できるようにします。

Column　医療圏とは？

都道府県が、地域で必要とされる医療サービスの提供体制を確保するために制定する地域単位のことをいいます。市町村を単位とする、日常生活に密着した保健医療を提供する一次医療圏、複数の市町村を単位とする、健康増進・疾病予防から入院治療まで一般的な保健医療を提供する二次医療圏、原則、都道府県を単位とする、先進的な技術を提供する特殊な医療に対応する三次医療圏があります。

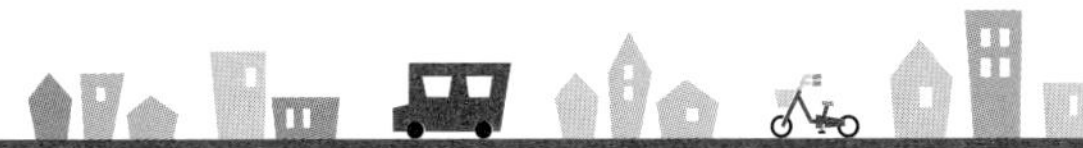

20 在宅での看取りの充実

Keywordを読み解く

- エンド・オブ・ライフケアとアドバンス・ケア・プランニング
- 人生の最終段階における医療・ケアの選択
- 「正解」ではなく「納得」を探す

エンド・オブ・ライフケアとアドバンス・ケア・プランニング

訪問看護における看取りの支援には、終末期にある療養者の全人的苦痛に寄り添い、やわらげる、緩和ケアの知識や技術が求められます。同時に、終末期かどうかに関わらず、生活や人生のありかたに焦点をあてたエンド・オブ・ライフケアの視点をもち、アドバンス・ケア・プランニングを支援していくことが大切です。死はタブーではなく、「生きる」先にあります。

人生の最終段階における医療・ケアの選択

訪問看護師は、医療と生活をみる専門職として看取りにおいて大きな役割をもっています。

できるだけ療養者が納得のいく最期を迎えられること、家族にとって良い看取りとなるためには、何よりも症状コントロールができていることが前提となります。個々の療養者の生活状況や希望を踏まえ、主治医と薬剤の選択や使いかたについて調整し、服薬の援助やケアを提供する介護職とこまごましたことについても連携していく「虫の目」が必要です。

それと同時に、①どこで暮らすか（施設か、病院か、ホスピスかなど）、②どんな医療を望むか（カテーテルの留置、点滴など）、③どんな生活を望むか（食事や排泄、保清の方法など）、④何をQOLとするか（「いつもの生活」を保つか、思い出づくりをするかなど）という、中長期的な「鳥の目」も求められます。

「正解」ではなく「納得」を探す

その人らしく「生きる」ことを支える支援とは、その人の意思決定を支援し、実現していく支援ともいえます。本人の望むことと現実的なリスクにはしばしば葛藤が生じますが、「何を大事にしていくか」について、本人を含めたチームで共有していくプロセスが大切です。「最善の選択」は専門職が決めるものではなく、本人を主役としたチームの話し合いによって、個別的に形成されます。何をベストとするか、ベターとするかは千差万別です。リスクが現実となることも前提としながら、どうセーフティネットをしいていくかを調整することが重要で、医療と介護をつなぐ訪問看護師の「力の発揮どころ」といえます。

エンド・オブ・ライフケアとは

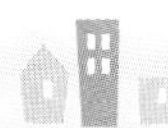

「診断名、健康状態、年齢に関わらず、差し迫った死、あるいはいつかは来る死について考える人が、生が終わる時まで最善の生を生きることができるように支援すること」。

「地域社会でエンド・オブ・ラフケアを推進していくためには、病気としてではなく、自分の生の一部としてエンド・オブ・ライフについて考え、周囲の人、大切な人と語り合う文化を創り出すことが重要である。ゆえにエンド・オブ・ライフは単に終末期ケアや緩和ケアの代替え語ではない。老いや病いを抱えながら地域社会で生活し続ける人々の暮らし方、家族との関係性や生や死に関する価値観、社会規範や文化とも関連した、新たな生き方の探求であり、新たな医療提供の在り方の創造ともいえる」。

千葉大学大学院看護学研究科エンド・オブ・ライフケア看護学ホームページより引用
https://www.n.chiba-u.jp/eolc/opinion/index.html

アドバンス・ケア・プランニングとは

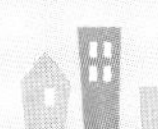

「万が一のときに備えて、あなたの大切にしていることや望み、どのような医療やケアを望んでいるかに ついて、自分自身で考えたり、あなたの信頼する人たちと話し合ったりすること」。

厚生労働省ホームページ　神戸大学発行．これからの治療・ケアに関する話し合い
～アドバンス・ケア・プランニング～より引用
https://www.mhlw.go.jp/stf/seisakunitsuite/bunya/kenkou_iryou/iryou/saisyu_iryou/index.html

アドバンス・ディレクティブ（事前指示書）とは

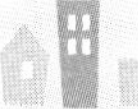

「ある患者あるいは健常人が、将来自らが判断能力を失った際に自分に行われる医療行為に対する意向を前もって意思表示すること」。

植村和正．アドバンス・ディレクティブとリビング・ウィル（総論）．日本老年医学会誌．52（3），2015，207-10．日本老年医学会ホームページより引用
https://www.jpn-geriat-soc.or.jp/publications/other/pdf/clinical_practice_52_3_207.pdf#

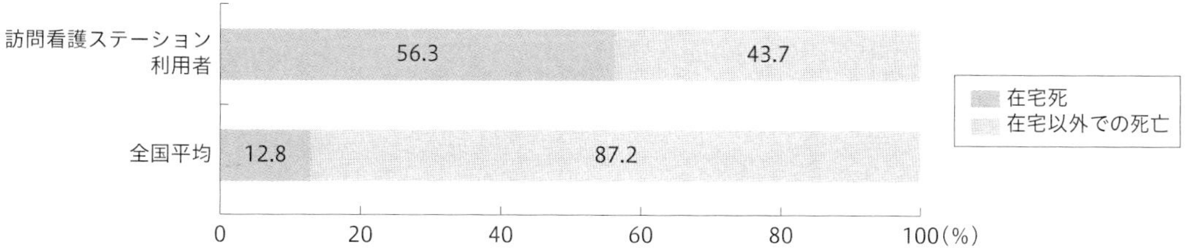

訪問看護ステーションがサービス提供した利用者の死亡場所は、在宅が半数以上（56.3%）。

図　訪問看護ステーションの利用者の死亡場所

一般社団法人全国訪問看護事業協会．訪問看護の質の確保と安全なサービス提供に関する調査研究事業～訪問看護ステーションのサービス提供体制に着目して～報告書．2014をもとに作成．

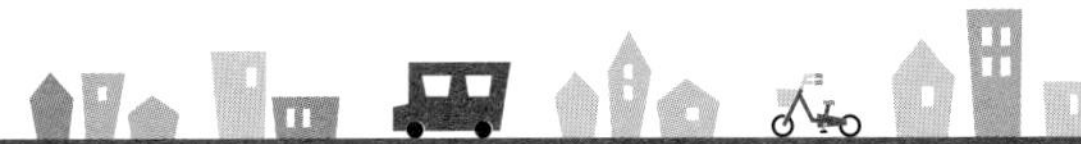

21 意思決定支援

Keywordを読み解く

- ☑ 意思決定支援が重要となった背景
- ☑ 意思決定を求められる状況・場面

意思決定支援が重要となった背景

治療など専門的なことについては医師が決める、患者もその判断に任せるのが良いと考えられていた時代から、患者は自分で決めることができるという考えかたに変わってきました。その過程で、医療従事者の姿勢も、医師が治療方針などを決定するパターナリズム（父権主義）から、患者が自らの治療について決めることができるように、患者とともに考えるシェアード・ディシジョン・メイキング（SDM）への変化が求められるようになりました。

日本においては、がんなど予後の悪い疾患については本人に病名や予後を伝えず、家族のみに病状を説明し、本人に伝えるかどうかということや、治療方針への諾否などについて、家族が決めていた時代も長く続いてきました。患者が高齢者の場合などは、現在でも同じ状況が起きています。しかし、本人の意思を尊重することが重要視され、本人の意思と家族の意思は異なること、家族による意思決定はあくまでも「代理意思決定」であり、家族の思いを尊重しつつも、本人の意思を考慮して決定することが大切であると考えられるようになってきています。意思決定支援のためのガイドラインも出されています。

意思決定を求められる状況・場面

意思決定が必要な状況や場面はさまざまです。例えば、療養者の心身の機能・状態が変化したとき、生活環境が変化したとき、あるいは家族の健康や生活が変化するなど介護環境が変化したときには、医療やケアの選択や療養場所の選択をする必要があります。

利用者や家族が意思決定の必要性を感じていない時期でも、訪問看護師は予測される事態に向けた緩やかな意思決定支援を行っています。加齢による変化など、極めてゆっくり、でも誰にでも必ず訪れる変化に備えることもあります。あるいは、長年行われてきた家族による介護方法が、利用者にとっても家族自身にとっても負担となる方法の場合など、その方法や歴史を尊重しつつ、本人や家族が病気になったり老いを自覚したりしたときに変更を提案するといった支援をすることもあるでしょう。

適切なときに利用者や家族へ現状や見通しを伝えるためには、日頃から多職種間で情報共有や相談をし合う関係を構築することも大切です。

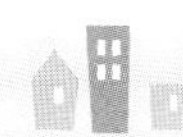

意思決定支援のためのガイドライン

● 人生の最終段階における医療の決定プロセスに関するガイドライン

厚生労働省は、2018 年 3 月に「人生の最終段階における医療・ケアの決定プロセスに関するガイドライン」を発表しました。訪問看護においてターミナルケア加算・訪問看護ターミナルケア療養費を算定する際には「(この) ガイドライン等の内容を踏まえ、利用者本人およびその家族等と話し合いを行い、利用者本人の意思決定を基本に、他の関係者との連携の上対応すること」とされています。

● 障害福祉サービス等の提供に係る意思決定支援ガイドライン

厚生労働省は、2017 年 3 月に「障害福祉サービス等の提供に係る意思決定支援ガイドライン」を発表しました。これは、事業者がサービスを提供する際の障害者の意思決定支援についての枠組みを示したものです。

● 認知症の人の日常生活・社会生活における意思決定支援ガイドライン

厚生労働省は、2018 年 6 月には「認知症の人の日常生活・社会生活における意思決定支援ガイドライン」を発表しています（図 1）。このガイドラインは、認知症以外の方の意思決定を支援する際にも参考となる内容となっています。療養者と家族の意思決定を支援するプロセスには、こうしたガイドラインをチームで活用していくことが有効です。

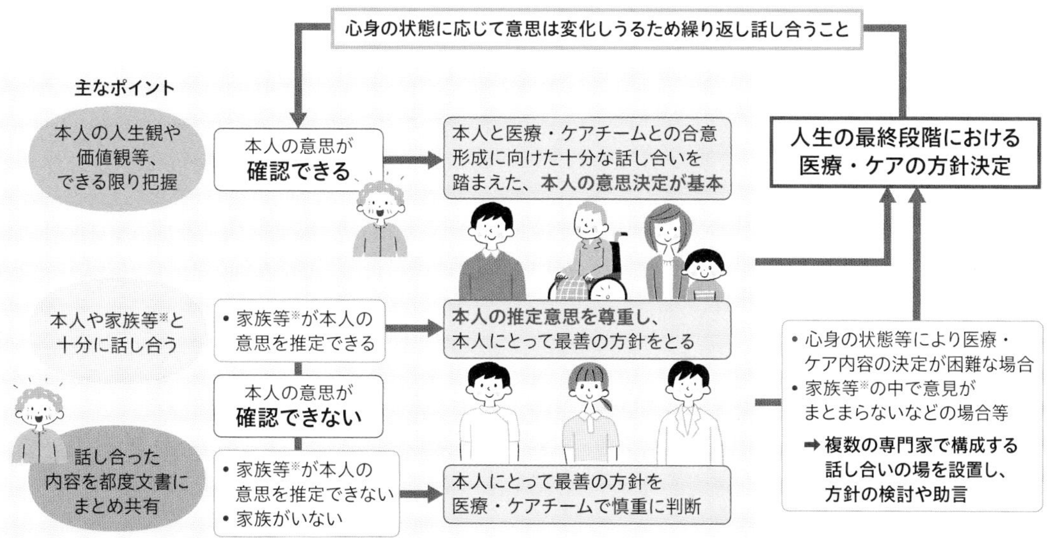

図 1　「人生の最終段階における医療・ケアの決定プロセスに関するガイドライン」における意思決定支援や方針決定の流れ（イメージ図）(平成 30 年版)

厚生労働省．第 6 回　在宅医療及び医療・介護連携に関するワーキンググループ：資料 3　ACP（アドバンス・ケア・プランニング）普及・啓発について（報告）．2018．9．

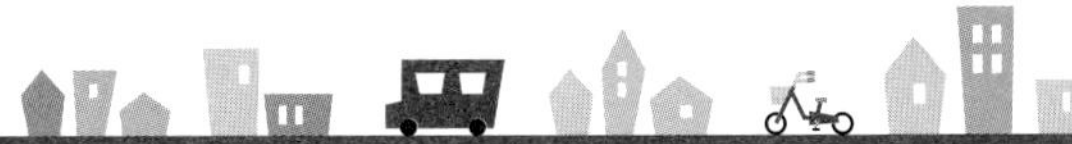

22 家族ケア

Keywordを読み解く

- ☑「家族」はどんな存在？
- ☑ 訪問看護師による家族ケア
- ☑ 家族による代理意思決定の際の配慮

「家族」はどんな存在？

私たちが訪問先で出会う利用者の家族は、どのような方々でしょうか。「利用者の家族」としてみると、訪問看護を利用する人の妻や夫、子ども、兄弟などの家族であると同時に、利用者の介護者でもあるかもしれません。介護者と一言でいっても、看護師と一緒に利用者のケアを行う人、利用者の体調の変化を観察してくれる人、その家庭の家事を担っている人、あるいは利用者の代わりに金銭管理や契約、生活上の選択をしてくれる人などが考えられるでしょうか。これらは看護師が家族に期待している役割といえるかもしれません。

一方で、家族自身を一個人としてみると、家族に療養中の人（利用者）がいる人であり、夫（あるいは妻や親）の介護をしている人、家族（利用者）を気遣う人であると同時に、商売をしている人、会社で働く人、地域活動に参加している人、孫の面倒を見る人などさまざまな社会生活を営んでいます。

「家族＝介護者」ではありません。介護をしたくない家族も、したくてもできない家族もいます。利用者の家族を介護者と決めつけて「介護力」の有無を評価する前に、家族一人ひとりの人生や生活を知ることが大切です。そこから、看護ができる支援を考えることにつながります。

訪問看護師による家族ケア

訪問看護師は、年齢も主疾患も家族構成もそれぞれ異なる利用者とその家族のケアを行います。家族が直面している課題を乗り越えるためには、看護師は、家族自身の能力や家族を取り巻く状況、家族員同士の関係などを考慮する必要があります。

終末期の利用者を介護する家族の場合には、利用者の体調の変化を目の当たりにしながら、新たな介護方法の習得が必要になることもあります。看護師は、利用者が苦痛なく過ごせるような介護方法を家族に伝えると同時に、近づいてくる看取りへの心の準備ができるように支援をする必要があります。

障がいのある子どもの育児をしている家族では、看護師は子どものケアをしながら、成長や発達を家族と一緒に促し見守ります。毎日一緒にいるからこそ家族では気がつかない変化を看護師がキャッチして伝えたり、母親の話し相手になることもあります。

また、家族は、看護師が考える「望ましい生活」「あるべき行動」とは異なる生活をしていることもあります。したいと思っていても、実際には実行できないこともあるでしょう。利用者とその家族が、できるだけ健やかに、個々の家族員がその人らしく生活を続けられるように、どのような状態を目指すのか、そのためにどのような方法（対策）があるのかを、家族と一緒に考える姿勢が大切です。

家族による代理意思決定の際の配慮

在宅ケアの場では、家族の療養者に対する気持ちや介護の大変さを、看護師が直接聞く機会が少なくありません。療養者が受ける医療や療養の場などを選択しなくてはいけない状況になったとき、看護師は、家族の「こうしたい」「こうなってほしい」という思いばかりに目を向けてしまうことがあります。家族の思いを尊重することは大切なことですが、それはあくまでも家族の希望であることを忘れないようにしましょう。

療養者本人に希望や意向を聞くことはもちろんですが、療養者が意思表示をできない場合には、家族は本人の代理として選択をすることになります。家族と一緒に、本人だったらどうしたいと思うか、本人にとってどの選択肢が最善であるかを考える姿勢が大切です。代理意思決定が必要となった場合には、療養者本人のこれまでの人生や希望をよく知っている家族や友人、その他の関係者が一緒に、できるだけ本人の思いや意向に沿った選択をできるように話し合いを重ねることが重要です。

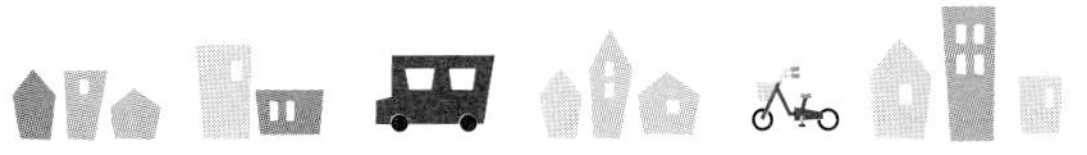

23 社会のニーズに合わせた看護教育

Keyword を読み解く

- 看護基礎教育の中での在宅看護の位置づけ
- 訪問看護現場の教育の充実～量から質へ

看護基礎教育の中での在宅看護の位置づけ

地域医療構想に基づく医療提供体制および地域包括ケアシステムの構築を目指し、看護職の役割、機能、活動の場所もかつてないほど多様化が進んでいます。この流れに対応する看護職を育てるために、2017 年に文部科学省は学士課程の教育として「看護学教育モデル・コア・カリキュラム」を策定し、厚生労働省の看護基礎教育検討会からは「保健師助産師看護師学校養成所指定規則」および「看護師等養成所の運営に関する指導ガイドライン」の改正の報告書が出ました。2022 年度入学生から適用されます。在宅看護教育の視点で注目する部分をかいつまんで抜き出してみましょう。

看護学教育モデル・コア・カリキュラム～「生活者」を理解する視点へ

看護学教育モデル・コア・カリキュラムでは、看護の対象である人間には固有の過程を経て形成された多様な生活があり、生活環境や地域社会の中で生活する「生活者」として理解することの重要性が盛り込まれています。また、地域にある多様な場の特性に応じて看護を実践する能力を養うことや、関連機関や多職種と連携・協働して地域ケアシステムやネットワークを構築することなどが示されました。

看護基礎教育検討会報告書～「在宅看護論」から「地域・在宅看護論」へ

看護基礎教育検討会報告書では、「在宅看護論」を「地域・在宅看護論」と名称変更し、分野の位置づけも「統合分野」から「専門分野」の1つとなり、基礎看護学の次に置かれ、3 年課程では単位数も 2 単位増えて 6 単位にすることとされています。内容については、地域で生活する人びととその家族を理解し、地域のさまざまな場での看護の基礎を学ぶ、地域で提供する看護の基礎的な技術を身につける、他職種と協働する中での看護の役割を理解する、地域での終末期看護を盛り込むことが示されました。

Column 在宅から地域の特徴をとらえて活動できる看護職へ

看護基礎教育において、「在宅看護論」に「地域」がついたのは、地域包括ケアシステムが背景にありますが、公衆衛生看護とのすみ分けの意味でも重要と考えています。もともと「地域看護」は保健師の専門領域でしたが、その専門性および活動の目的は「公衆衛生看護」であり、人びとの生活圏域を俯瞰的に健康という視点で分析して活動する重要な立場です。一方、生活の場としての療養者の自宅の特徴をとらえた看護の提供は在宅看護論が目指すところでした。しかし、今後はそれを少し拡大して対象の生活地域の「場の特徴」もとらえた看護の理解が求められるようになったわけです。「在宅」の外にも目を向けて「地域」の特徴をとらえ、多様な立場や視点で活動できる看護師の養成が求められるようになったと考えます。

訪問看護現場の教育の充実～量から質へ

訪問看護ステーションの現場では訪問看護師数増加は継続的な課題ですが、看護の質を上げていくことも昨今、重要視されています。現場教育は、同事業所内の管理者や先輩看護師による指導や同行訪問を通して行われるのが一般的です。しかし、少人数のステーションでそれぞれが日々訪問しながら教育・指導の時間をとる余裕がないという実態もあります。その状況に対応すべく、各種団体が教育用ツールや、研修会、教育ステーション事業などを実施しています。

訪問看護現場教育のツール、研修の例

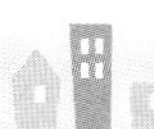

- 看護師のクリニカルラダー　訪問看護ステーション実践例：日本看護協会
- 訪問看護 e- ラーニング：日本訪問看護財団
- 訪問看護師向け研修：日本訪問看護財団、全国訪問看護事業協会、各地訪問看護ステーション協議会など
- 教育ステーション事業：各地行政、訪問看護ステーション協議会など

新卒訪問看護師の育成プログラム開発

新卒で訪問看護を始める看護師やその育成に焦点があたるようになってきました。新卒看護師の教育プログラムには、訪問看護ステーションでの研修やOJTを中心に組み立てているところや、最初の1～2年は病院勤務を中心に訪問看護ステーションでの実践や研修を組み合わせているところなどさまざまです。「訪問看護から始めるキャリア発達支援ガイド」(全国訪問看護事業協会) や、きらきら訪問ナース研究会で発行した「地域で育てる新卒訪問看護師のための包括的人財育成ガイド」やセミナーも参考になると思います。

参考文献

- 文部科学省：看護学教育モデル・コア・カリキュラム～「学士課程においてコアとなる看護実践能力」の習得を目指した学修目標～，大学における看護系人材養成の在り方に関する検討会，平成 29 年 10 月.
- 厚生労働省：看護基礎教育検討会報告書，令和元年 10 月 15 日.

24 機能強化型訪問看護ステーション

Keywordを読み解く

- 機能強化型訪問看護ステーションとは
- 機能強化型訪問看護ステーションの現状
- 機能強化型訪問看護ステーションができた背景

機能強化型訪問看護ステーションとは

訪問看護ステーションは、1992年に診療報酬上で創設された訪問看護を行う事業所として、その後22年間は、同じタイプの事業所でした。2014年の診療報酬改定で、新たなタイプの訪問看護事業所が生まれました。訪問看護ステーションが類型化され、通常の訪問看護ステーションより機能を強化したタイプを報酬上で評価したものです。現在は「機能強化型1」と「機能強化型2」、「機能強化型3」の3つのタイプがあります。

診療報酬上は、「訪問看護管理療養費」が、「機能強化型1」と「機能強化型2」、「機能強化型3」と「機能強化型以外」の4種類に分けられています。それぞれ要件があります（**表1**）。

機能強化型訪問看護ステーションの現状

2018（平成30）年度の調査では、「機能強化型1」が244カ所、「機能強化型2」が246カ所、「機能強化型3」が58カ所でした。少しずつは増加していますが、まだまだ少数です。看護師確保や看取り数不足などが課題です（**図1**）。

機能強化型訪問看護ステーションができた背景

「訪問看護アクションプラン2025」（日本看護協会、日本訪問看護財団、全国訪問看護事業協会で策定）において、次のように述べています。

「略　日本全国どこでも24時間365日、いつでも必要な質の高い訪問看護サービスを届ける仕組みをつくることです。そのために、2025年に向かって訪問看護事業所の目指すべき方向の一つは、多機能化・大規模化です。」[1)]

小規模な訪問看護ステーションが全体の6割以上をしめる状況の中で、地域の基幹となるステーションとして「機能強化型訪問看護ステーション」を位置づけました。

引用文献

1) 公益社団法人日本看護協会ほか. “2025年に向けて、訪問看護が目指す姿”. 訪問看護アクションプラン2025. 東京, 一般社団法人全国訪問看護事業協会, 2014, 7.

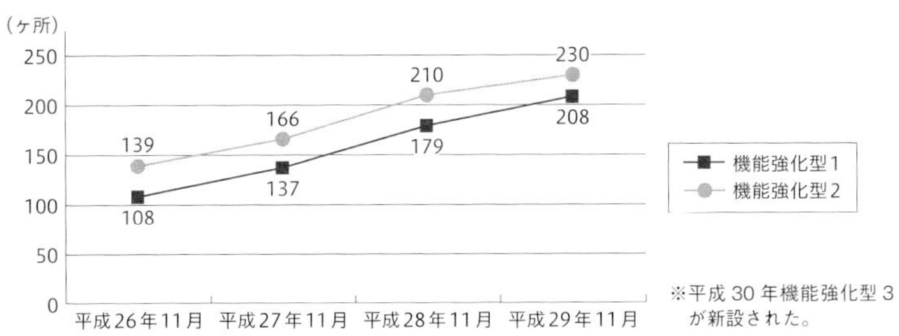

図１　機能強化型訪問看護管理療養費の届出数の推移

中央社会保険医療協議会．総会（第370回）議事次第：中医協 総-5　29．11．15．在宅医療（その4）．2017，8．

表１　訪問看護管理療養費の４種類

	項 目	機能強化型１	機能強化型２	機能強化型３	機能強化型以外
①	（１）月初めの訪問 （２）月の２日目以降の訪問	12,530円 3,000円	9,500円 3,000円	8,470円 3,000円	7,440円 3,000円
②	看護職員が６割以上	同左	同左	同左	
	常勤看護職員の数	７人以上 （７のうち１は常勤換算可）	５人以上 （５のうち１は常勤換算可）	４人以上	
③	24時間対応体制加算の届出を行っている／休日、祝日等も含めた計画的な訪問看護の実施				
④	重症度の高い利用者の受け入れ	別表第七に該当する利用者数 10人以上／月	別表第七に該当する利用者数 ７人以上／月	別表第七、別表第八に該当する利用者、精神科重症患者もしくは複数の訪問看護ステーションが共同している利用者が10人以上／月	
⑤	ターミナルケア又は重症児の受け入れ実績（いずれかを満たすこと） （１）ターミナルケア件数 （２）ターミナルケア件数、かつ、超重症児・準超重症児の利用者数 （３）超重症児・準超重症児の利用者数	（1）前年度に20件以上／年 （2）前年度に15件以上／年、常時４人以上 （3）常時６人以上	（1）前年度に15件以上／年 （2）前年度に10件以上／年、常時３人以上 （3）常時５人以上		
⑥	居宅介護支援事業所、特定相談支援事業所又は障害児相談支援事業所を同一敷地内に設置（計画作成が必要な利用者の１割程度の計画を作成）				
⑦	情報提供・相談・人材育成等	地域住民等に対する情報提供や相談、人材育成のための研修の実施（望ましい）		医療機関や他の訪問看護ステーションを対象とした研修２回以上／年、地域住民・訪問看護ステーションに対する情報提供や相談対応の実績	
⑧				⑨の医療機関以外との退院時共同指導の実績 併設医療機関以外の医師を主治医とする利用者が１割以上	
⑨				医療機関の看護職員の訪問看護ステーションでの勤務実績	

＊ターミナルケア件数は過去１年間の実績を、超重症児・準超重症児の利用者数は常時要件を満たしていること

＊表中下線部は2020年度診療報酬改定（中医協 2020.2.7 より）

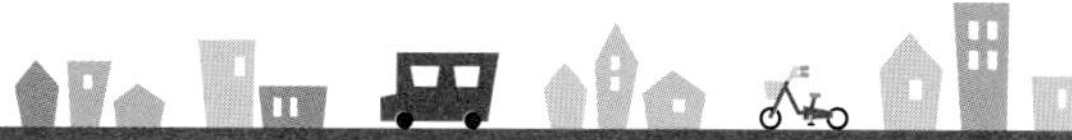

25 専門特化型訪問看護ステーション

Keyword を読み解く

- 訪問看護ステーションの5つのタイプ
- 精神障がい者を中心に支援する「精神特化型訪問看護ステーション」
- リハビリを中心とした訪問看護ステーション
- クラスター分類以外の専門特化したタイプ

訪問看護ステーションの5つのタイプ

2013（平成25）年度の調査研究※の結果、日本の訪問看護ステーションは下記の5つのタイプに分かれることがわかりました。同じ標榜をしている訪問看護ステーションですが、その対象者・運営方法は、大まかに表1のように分類できます。

研究結果からは対象に合わせた特化型としては、「精神障がい者中心の訪問看護ステーション」と「リハビリを中心とした訪問看護ステーション」が開設されていることがわかりました。

※平成25年度厚生労働省老人保健健康増進等事業「訪問看護の質の確保と安全なサービス提供に関する調査研究事業」

精神障がい者を中心に支援する「精神特化型訪問看護ステーション」

身体障害や内臓疾患と違い、精神障がい者については独特の支援が求められます。精神病院と同一法人で精神科特化型訪問看護ステーションを設立し運営しているところが多い状況です。しかし、精神科看護の経験者（看護職）が起業して開設しているところもあります。

精神障がい者の訪問看護は、「精神疾患患者の看護」というよりは、生活者としての「精神障がい者の地域生活支援」という視点が重要です。

精神障がい者に対する福祉サービスの「就労支援」「地域活動支援事業」「生活訓練事業」などと併設して運営しているところも少なくありません。

リハビリを中心とした訪問看護ステーション

リハビリ関連職種が中心となって「訪問看護ステーション」を開設することが増加してきました。看板は「△△リハビリ訪問看護ステーション」というものです。看護師数は少なく圧倒的にリハビリ関連職種が訪問するところもあります。

クラスター分析以外の専門特化したタイプ

小児を中心に支援する「小児特化型訪問看護ステーション」

近年、重度障害や医療ニーズの高い小児の在宅療養支援が大きな課題になっています。小児の看護は高齢者とはかなり違った要素をもち、訪問看護師の声としては「小児の訪問看護は経

表 1　クラスター分析による訪問看護ステーションの類型化
厚生労働省. 第 101 回社会保障審議会介護給付費分科会資料　資料 1 平成 27 年度介護報酬改定に向けて. 2014, 83.

類型別 訪問看護ステーション数 （割合）	人口分散所在型 2,246 カ所 （43.5%）	人口集積所在型 1,784 カ所 （34.5%）	看護職多数型 560 カ所 （10.9%）	精神利用者多数型 360 カ所（7.0%）	リハ職多数型 211 カ所 （4.1%）

平成 23 年度介護サービス施設・事業所調査の訪問看護ステーション票のデータをクラスター分析し、類似するステーション群を特定したところ、下線部の特徴（従事者数や職種、利用者数や主病名、事業所所在地の人口密度、年間の在宅看取り数、サービス提供に係る介護報酬の加算算定状況等）で 5 類型化される。

験がないから」「難しいから苦手」と小児を受けない訪問看護ステーションが少なくありませんでした。

そんな中で、NICU（新生児集中治療室）勤務経験者が自分たちの経験を生かして在宅療養支援をしようと、小児を対象とした訪問看護ステーションを立ち上げるところが出現しました。また需要に対して、それに応えようと小児特化で事業を起こしたところもあります。小児だけを対象とする訪問看護ステーションは多くはありませんが、地域にとっては貴重なプロ集団です。

機能強化型の要件となったこともあり（2018 年）、小児の訪問看護の研修会なども頻繁に実施されるようになり、小児を受け入れる訪問看護ステーションが増えていきました。

重度者を支える訪問看護ステーション

在宅での終末期ケアを得意とする事業所、難病の重度者の利用者が多い事業所など、特化しているわけではなくてもその対象群を多くみているという訪問看護ステーションは多数あります。

看護小規模多機能サービスや療養通所介護、あるいは重度者中心のショートステイなどと一体化して、重度者を支えている訪問看護ステーションもあります。

Topics

地域に合った訪問看護ステーションのタイプ

「A ステーションは ICU で、B ステーションは重度者が少なく慢性期病棟だね」などと表現されるように、訪問看護ステーションもいくつかタイプがあるようです。

「〇〇特化はもうかるから」などというサービス提供側の経営者・事業者からの視点だけでなく、受け手側の地域住民からみて「専門特化型訪問看護ステーション」の存在の意味を熟考して開設・運営することが重要でしょう。

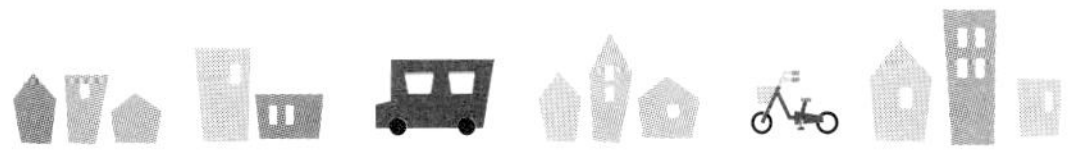

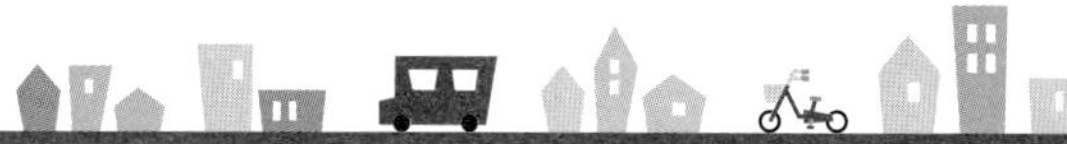

26 看護小規模多機能型居宅介護

Keyword を読み解く

- ☑ 看護小規模多機能型居宅介護（看多機）サービス新設の背景
- ☑ 看護小規模多機能型居宅介護とは
- ☑ サービスの特徴
- ☑ 全国の実施状況

2012 年 複合型サービスとして制度化
2015 年 名称変更

看護小規模多機能型居宅介護（看多機）サービス新設の背景

医療ニーズの高い人が利用できる在宅サービスが少ない

ますます増えると予測される在宅で生活する医療ニーズの高い方の日帰りなどのサービスが少ないため新設されました。

小規模多機能型居宅介護（小多機サービス）の不十分さ

日帰り・宿泊・訪問介護サービスが一体的に提供される「小規模多機能サービス」は、重度の利用者が利用しにくい状況があります。

訪問看護ステーションが多機能の事業・活動を実施

全国の訪問看護ステーションの中で、必要に応じて多機能の事業を実施しているところがあり制度化を求める実態がありました。

日本看護協会の提案で、2012 年に「複合型サービス」として新設。その後、この名称がわかりにくいということで、2015 年に「看護小規模多機能型居宅介護」に名称変更されました。

看護小規模多機能型居宅介護（看多機）とは

訪問看護と小規模多機能型居宅介護の複数のサービスを組み合わせて、看護と介護サービスの一体的な提供により、医療ニーズの高い要介護者への支援の充実を目指すものです。

1 人の利用者が、4 種類のサービス（①訪問介護、②訪問看護、③通い、④泊まり）を柔軟に一体的に利用できます（図 1）。今後、医療ニーズが高い方の増加が予測される中、地域包括ケアシステムの中の重要な柱として期待されています。

2019 年 9 月末時点で、全国に 577 カ所の看多機サービス事業所が実施しています。全国のどの自治体にも最低 1 カ所の設置が必要とすれば、まだまだ不足状態です。

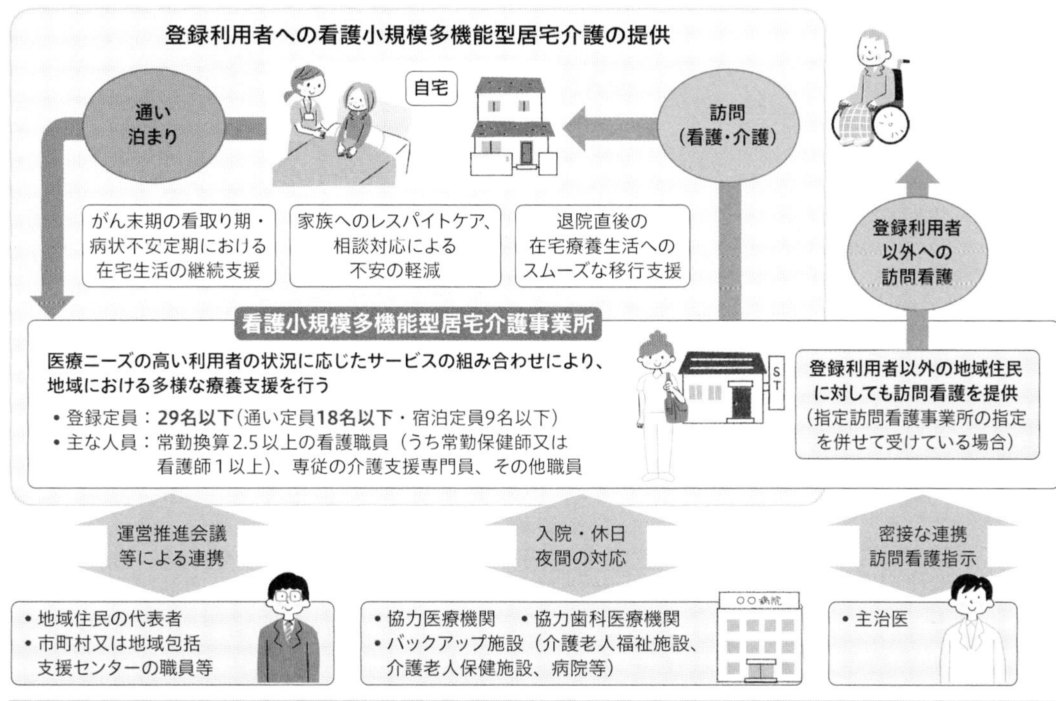

- 主治医と看護小規模多機能型居宅介護事業所の密接な連携のもと、医療行為も含めた多様なサービスを24時間365日利用することができる。
  ※ 医療ニーズへの対応が必要な利用者に対して、小規模多機能型居宅介護事業所では対応できなかったが、看護小規模多機能型居宅介護事業所では対応できる。
- 看護小規模多機能型居宅介護事業所の介護支援専門員が、「通い」、「泊まり」、「訪問（看護・介護）」のサービスを一元的に管理するため、利用者や家族の状態に即応できるサービスを組み合わせることができる。

図１　看護小規模多機能型居宅介護の概要

厚生労働省．看護小規模多機能型居宅介護（複合型サービス）について　看護小規模多機能型居宅介護の概要（平成 27 年度）．

サービスの特徴

医療ニーズの高い人や重度者の在宅生活を支えるサービス

日帰り・宿泊・訪問介護、特に訪問看護をフルに活用して、医療ニーズの高い利用者の在宅での生活の継続を支援できます。

看護と介護がいっしょに包括支援・包括報酬（まるめ）

看護と介護が一体的に支援し、サービスの種類や量に関係なく要介護度による包括報酬となります。サービスを受ける側も、提供側も臨機応変の対応ができるので実施しやすいのが特徴です。

看護職が訪問看護ステーションと兼任できること

他のサービスと最も違うのが、看護職が訪問看護ステーションと看多機サービスを兼任できる人員配置基準になっていることです。このことにより、利用者にとっても事業者にとっても効果的な運営が可能になります。

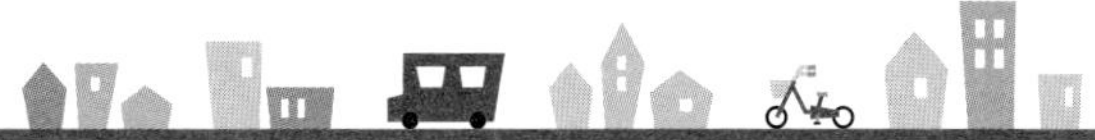

27 定期巡回・随時対応型訪問介護看護

Keyword を読み解く

- 1990 年代前半に試行の中から生まれたサービス
- 定期巡回・随時対応型訪問介護看護とは
- サービスの主な内容
- 全国の実施状況
- 看護が主体的にかかわると、さらに充実したサービスに

2012 年 制度化

1990 年代前半に試行の中から生まれたサービス

日本ではデンマークなど他の国をモデルに始まったサービスです。日本で試みの実践を始めたのは、1992 年の福岡の「株式会社コムスン」と 1994 年の東京の医療法人財団健和会での実践などです。必要性は理解されながらなかなか制度化されなかったのですが、2012 年の介護保険制度改正で「定期巡回・随時対応型訪問介護看護」として制度化されました。

定期巡回・随時対応型訪問介護看護とは

定期巡回・随時対応型訪問介護看護とは、1 日複数回の「短時間の定期巡回訪問」と、利用者からの通報により応対・訪問を行う「随時訪問・随時対応」とを組み合わせたサービスです。「必要なタイミング」で「必要な量と内容」のケアを提供することができるサービスです。

特に、重度者の在宅生活継続を支援することが目的となっています（図 1）。

利用者からの通報により、電話やICT機器等による応対訪問などの随時対応を行う
通報
随時対応
オペレーター
訪問介護と訪問看護が一体的又は密接に連携しながら、定期巡回型訪問を行う
定期巡回型訪問
定期巡回型訪問

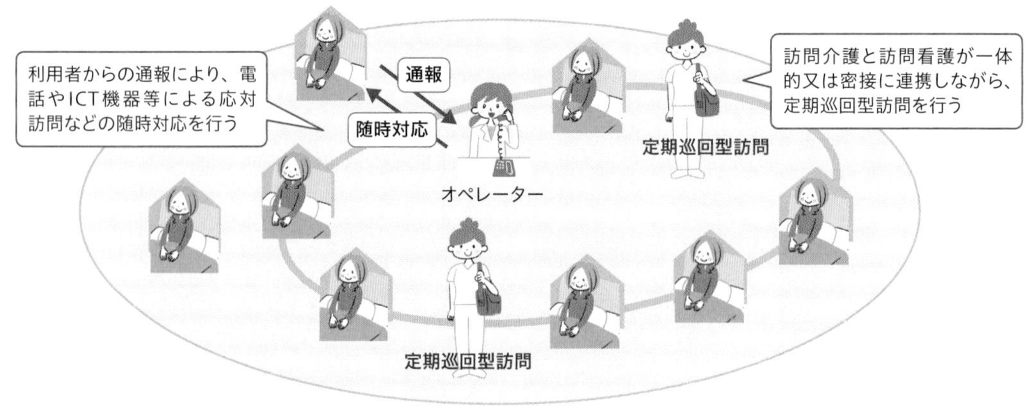

図 1　定期巡回・随時対応サービスのイメージ
厚生労働省．定期巡回・随時対応サービスとは．定期巡回・随時対応サービスの概要．

表１　サービスの主な内容

①定期巡回サービス	訪問介護員等が一日複数回、定期的に訪問サービスをする
②随時対応サービス	オペレーターが通報を受け、判断する。相談援助か訪問介護員等の訪問あるいは看護師等による対応の要否等を判断する
③随時訪問サービス	上記、訪問の要否の判断に基づいて、訪問介護員等が居宅を訪問して日常生活上の世話を行う
④訪問看護サービス	療養上の世話、必要な診療補助

サービスの主な内容

サービスの主な内容は、**表１**を参照してください。

全国の実施状況

全国でこのサービスを実施しているのは977カ所あります。一体型（35%）、連携型（65%）（2019年10月末）。利用者像としては、認知症の利用者が最も多く、支援内容は排泄支援、安否確認、薬の内服支援などが多くなっています。

利用者にとっては極めて有意義なサービスですが、運営・経営の難しさから、実施事業所が伸び悩んでいる実態があります。その理由の１つとして運営・経営の難しさがあります。広範囲の地域に頻繁に訪問する効率の悪さと、必要訪問時間帯が重複して人員配置が難しいなどがあげられています。実施方法は、大きく２つのタイプ（一体型と連携型）があります。

看護が主体的にかかわると、さらに充実したサービスに

在宅の重度者を支えるために創設されたサービスです。しかし現在の制度の内容では、訪問看護が十分に関わることが困難なため（連携型の場合、訪問看護事業所が主体的に頻繁に関われる介護報酬、仕組みになっていない）、介護職中心のサービスになっています。

重度者の在宅生活を支えるためには、看護職が十分に機能を発揮できるような位置づけをする必要があります。そのことによって、在宅ターミナルケアの充実や医療ニーズの高い利用者の在宅生活が可能になります。

看護が主体的に関わる「定期巡回・随時対応サービス」の実現の１つの方法として、訪問看護ステーションが主体となって、このサービスと一体的に運営する方法が有効でしょう。週単位の訪問看護だけではなく、１日複数回訪問看護等をするスタイルにも力を発揮することが求められています。

Topics

訪問看護ステーションと定期巡回サービスを一体的に運営してみて

素晴らしい成果を生み出しています。介護職と連携して、１日２・３・４回と訪問する中で、人を寄せ付けなかった認知症の人が他人を受け入れるようになるとか、身寄りのない一人暮らしの人が自宅で最期まで暮らせるようになったとか……。ぜひ、挑戦すべきサービスです。

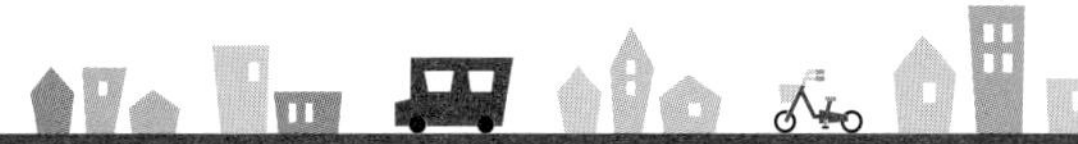

28 療養通所介護

Keyword を読み解く

- ☑ 療養通所介護とは
- ☑ サービスの特徴
- ☑ 全国の実施状況

2006 年 制度化
2012 年 改定

療養通所介護とは

「難病等を有する重度要介護者またはがん末期の者であって、サービス提供に当たり常時看護師による観察が必要なものを対象者とし、療養通所介護計画に基づき、入浴、排せつ、食事等の介護その他の日常生活上の世話および機能訓練を行うものをいう」とされています（図 1）。指定基準については表 1 の通りです。

2006 年に新設された事業・サービスです。医療的ケアが必要な要介護者が、これまでの「通所介護」を利用することが困難な場合が多くありました。医療的ケアが必要な方が外出する機会になり、日中のケアを看護職の観察のもとで受けることができるようになりました。

サービスの特徴

- 医療ニーズの高い人や重度者の在宅生活を支える
- 通所介護（デイサービス）との違い：利用定員が 18 人までと少ない。少ない利用者を多くの職員（看護職中心）でサービスする。

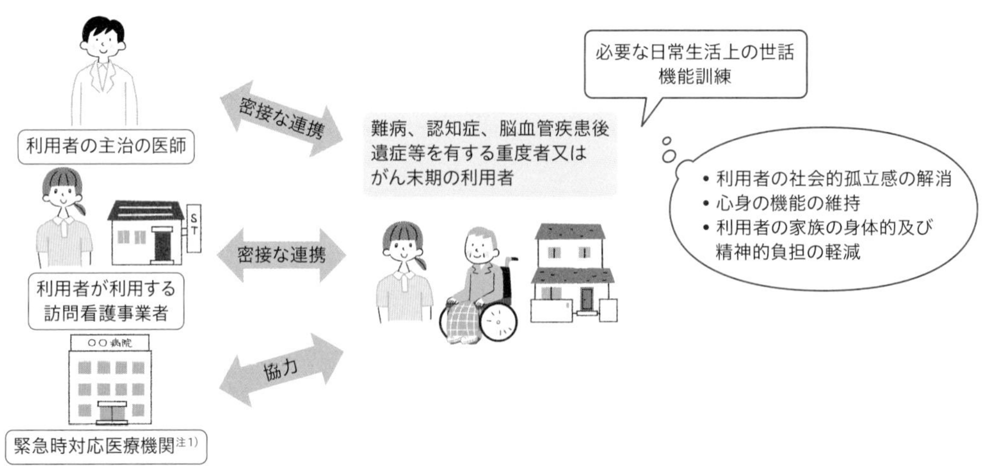

注 1）同一敷地内または隣接もしくは近接

図 1　療養通所介護（地域密着型通所介護の一類型）の概要

厚生労働省．第 141 回社会保障審議会介護給付費分科会　参考資料 3 通所介護及び療養通所介護（参考資料）．2017，48．

表 1　指定基準（2020 年 2 月現在）

従業者員数（看護職員または介護職員）	利用者 2 人……1.3 人以上
	利用者 3 人……2.0 人以上
	利用者 5 人……3.3 人以上
	利用者 6 人……4.0 人以上
常勤の看護師数	専ら従事する看護師 1 人以上確保（交代しても OK）
管理者	常勤　看護業務との兼務が可能
	訪問看護の経験者
利用定員	18 名まで
対象者	①難病など重度要介護者
	②がん末期
	③気管切開など医療的ケアが必要な方
利用時間	3 ～ 6 時間……報酬 1000 単位（利用料 1,007 円）
	6 ～ 8 時間……報酬 1500 単位（利用料 1,511 円）
施設基準	利用者 1 人につき、6.4m² （3 人で 19.2m²、6 名で 38.4m²）

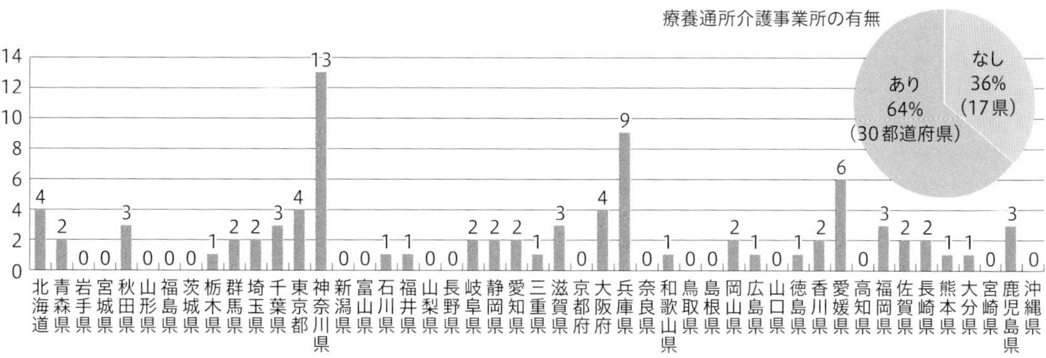

図 2　療養通所介護　都道府県別事業所数
厚生労働省．第 141 回社会保障審議会介護給付費分科会　参考資料 3 通所介護及び療養通所介護（参考資料）．2017．53．

- 主治医と訪問看護ステーションと連携：療養通所介護と訪問看護の両方に従事している看護師は多い。
- 重度心身障害児等の利用も可能。児童発達支援、放課後デイサービス等の障害福祉サービス：2012 年に療養通所介護事業所において、主に重度心身障害児（者）を通わせる児童発達支援等を実施する場合の指定基準の取り扱いを明確化し、障害児（者）の通所サービスとしての利用も可能となっている。

全国の実施状況

療養通所介護の請求事業所数は 88 カ所で、2012 年以降はおおむね横ばいです。算定回数は約 7 割が要介護 5 であり、利用者の疾病分類は難病が 25.9%となっています。また、療養通所介護事業所の設置については都道府県別でばらつきがあります（図 2）。

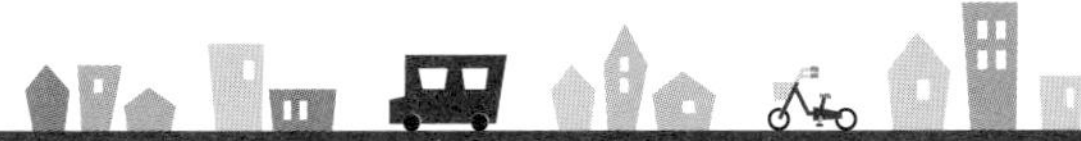

29 社長ナースの登場

Keywordを読み解く

- ☑ 介護保険スタート以降に登場
- ☑ 社長ナースになるメリット
- ☑ 実際の社長ナース

介護保険スタート以降に登場

実質的に民間営利法人が訪問看護ステーションを立ち上げられるようになったのは、介護保険スタート時点です。1992年の老人訪問看護制度が発足した時点で、民間営利法人での開設が不可能ではなかったのですが、実質的には無理で、2000年の介護保険スタートで可能になりました。

解禁になった訪問看護ステーションに、民間営利企業は多数手上げをしました。大きくは、以下のグループです。

介護系企業

訪問介護事業やデイサービスなどで全国チェーン展開する企業、あるいは訪問看護の全国展開を企画する企業が訪問看護ステーションを開設しました。また、地域の地元の薬局関連、家政婦紹介所、訪問介護事業関連の有限会社や株式会社も看護師を雇用し、訪問看護ステーションを開設しました。その運営方法や行く末が注目されていましたが、その多くは、オープン後1年以内で休止・廃止しました。その原因は明らかになっていません。考えられるのは、介護系のサービスと訪問看護という医療系のサービス展開は、かなり違った要因が関係するということです。

看護師が法人（株式会社、有限会社、NPO法人など）を設立して起業

1991年の老人訪問看護制度発足後（訪問看護ステーション開設）8年間で、実際に活動してきた看護師たちは自信をつけました。訪問看護の実践の力はもちろん、管理者として事業所の経営・管理運営など、いわゆる「社長の力」です。そこで、開設母体から離れて自分で法人（株式会社、有限会社、NPO法人、一般社団法人など）を立ち上げて、訪問看護ステーションをオープンする看護師が登場しました。

社長ナースになるメリット

看護職が、株式会社やNPO法人を立ち上げ、訪問看護事業を始める例が出現しました。その看護師たちの想いは次のようです。

自分の思い通りの「看護」ができる

経営者や上司の意向に沿う看護ではなく、自分が思い描いている「看護」を展開できる自由さ。

定年のない経営者

雇用されていると、60歳あるいは65歳で定年となります。定年からの人生が長いことと、まだまだ力を発揮できるのにその場がなくなってしまうことはもったいないです。経営者になれば、定年はありません。

高収入を得られる可能性がある

事業展開によっては、高収入を得られる可能性があります。

実際の社長ナース

実際の社長ナースを紹介しましょう。

Aさん

それまで、診療所（医療法人）からの訪問看護を実施していた看護師のAさん。介護保険スタートと同時に有限会社として独立することにしました。収入・支出の構造を実体験し、経営のノウハウを勉強して、つまり自分で開業したのです。診療所の医師との話し合いで、利用者をそのまま引き継ぎ事業展開を始めました。

地域の重症度の高い利用者を一手に引き受け、安定した収入を得ることができるため、その利益は同僚の看護職の給与に反映しました。仕事は大変ですが、高収入を得ることができる事業展開です。

Bさん

医師会立の訪問看護ステーションの所長・管理者をしていて、地域全体の要介護者や医療ニーズの高い方の訪問看護を一手に引き受けている、責任者として実績のあるBさん。訪問看護ステーションはかなりの収入を確保しているのに、担当している看護師への還元が少ないため、不満がありました。

そこで、自分で立ち上げることにしました。東京都内の同じ地域で1人で開業計画を行い、家賃も人件費も高い東京でスタートしました。Bさんの志に共感するナースが集まり、今では都内の大病院と連携して収益を上げる株式会社となりました。次の事業展開を計画中。

Cさん

訪問看護の経験がない、30歳代の男性看護師。「これからは病院・医療の中の看護ではない。時代に求められる看護の提供をしよう」と株式会社を設立。看護の想いだけではなく、事業者として地域還元できる事業展開を始めました。熟年・ベテランの訪問看護師が多い中、若い訪問看護師集団をつくろうと、新卒ナースの活躍の場の開発にも力を発揮した事業展開しています。他の事業も並行して新たな看護職の事業展開のモデルをつくっています。

30 起業家としての事業展開

Keywordを読み解く

- 訪問看護ステーションで成功、そして
- 訪問看護にとどまらない起業家として
- 実際の起業家ナース

訪問看護ステーションで成功、そして

看護職が病院などの医療機関を離れ、訪問看護ステーションという地域の独立した事業所で働き、その運営方法を理解し、2000年以降は自分自身で開設するという状況が出現しました(→ p68)。

これは、日本の看護職にとっては大事件です。医療機関という建物の中で白衣を着て、医師の指示のもとに仕事をしてきました。定年まで働き、退職金をもらって老後の生活に入るという人生を送るのが一般的でした。言いかたを変えると、定年までサラリーマンで働きそれで大筋が終わり、その後はボランティアや定年延長でほどほどの仕事を続けるなどでした。

それが、訪問看護ステーションができ、ましてや民間営利企業で訪問看護事業所を開設・運営できるようになると、事情が一変してきました。訪問看護の現場の看護師の、プロとしての力があり、その上管理者・リーダーとして情熱をもって事業をまとめ上げる力がある者が、事業を展開すると、事業は成功する確率が高い。その上、経営の勉強をして軌道にのるとさらにパワーアップします。

実際に、訪問看護ステーション（訪問看護事業所）を開設し、社長としての力を発揮して運営が軌道にのり、経営的にも成功する看護師が増えていったのです。起業が成功したのです。

訪問看護にとどまらない起業家として

介護保険の在宅サービスの1つとしての訪問看護事業を成功すると、次のサービス・事業に着手したくなるというか「せざるを得ない状況」を認識するようです。例えば、「協働する訪問介護サービスが希薄だ」「重度の方が利用するデイサービスがない」「自宅ではなく、病院ではない看取れる家をつくる必要性がある」「重度の方や看取りもできる、そして泊まりも通いも訪問もできるサービスが必要だ」などです。

そして、その実現を模索し、行動し始めます。例えば、銀行からの融資のための企画書・計画書作成、一緒に事業する仲間づくり、物件探し等です。

そうして、他事業の起業家として事業を展開している看護師が全国に多数います。

実際の起業家ナース

実際の起業家ナースを紹介しましょう。

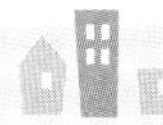

訪問看護＋訪問介護＋居宅介護支援（ケアマネ事業所）〈3点セット〉

Ａさんは、訪問看護事業と同時期に「訪問介護事業」を立ち上げました。理由は、「訪問看護だけでは在宅生活を支えられない。力量のある訪問介護がないと、そもそも在宅生活が成り立たない。看護と介護の協働が必要だから」と、両者が常に連携しているチームづくりを実現しました。

さらに、ケアプランが重要と「居宅介護支援事業」、いわゆるケアマネ事業所も開設して、3点セットで在宅サービスを実施しています。

訪問看護＋リハビリが充実したデイサービス＋重度心身障害児（者）デイサービス〈特化型デイサービス〉

デイサービスを開設した看護師は多くいます。訪問だけではなく、利用者が昼間過ごすデイサービスはとても重要なサービスだからです。その中で、地域の重要に応えられ、リハビリに重きをおいたデイサービスを開設しています。例えば、予防やリハビリに重きをおいたデイサービス、あるいは医療ニーズの高い利用者が利用できるデイサービスなどです。経営面での苦慮はあるようですが、地域の需要に応えるとがんばっています。

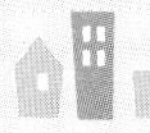

訪問看護＋ホスピス、ナーシングホーム＋看護小規模多機能型サービス〈泊まりも〉

訪問系のサービスやデイサービス事業は、初期経費が少なくて済むので事業としては比較的簡単といえるでしょう。その点では、泊まりを含めた施設・建物が必要なサービスを立ち上げるのは、そう簡単ではありません。

しかし、利用者の生活やその他の実態から、宿泊できるサービスの必要性を実感します。そこで、終末期の方を対象とするホームホスピスや人工呼吸器などを装着した方を対象としたナーシングホーム、あるいは、看護小規模多機能サービスと訪問看護をドッキングしたサービスを展開する看護師も少なくありません。

Column　社長・起業家の風格

全国で有限会社や株式会社の社長となった看護師が多数います。その方々に会うと、何となくその風格があるのです。オーラがあるというか、立ち振る舞いがトップ。トップマネジメントを行っている方にはそれなりの風格があるように感じます。

Column　他事業で活躍する看護師

訪問看護事業は実施していないのですが、グループホーム業界で起業ナースとして活躍する看護師も多数います。その他、ホスピス業界・特養ホームなど、奮闘している看護師は全国に多数います。

第 2 章
訪問看護のこれまで

Key Word 21

訪問看護がどのような経緯で
今のような制度となってきたのかを理解することは
これからの訪問看護を考えるうえでとても参考になります。
日本の訪問看護の歴史を 6 期に分類し、
それぞれのトピックを 21 のキーワードとしました。
社会的背景・必要性に応える形で実践が始まり、
制度化されていく流れが理解できるよう、
特に、現在の訪問看護の原型となる
1970 年代の訪問看護のはじまりに焦点を当てています。

※用語、名称は当時の表記に合わせています。

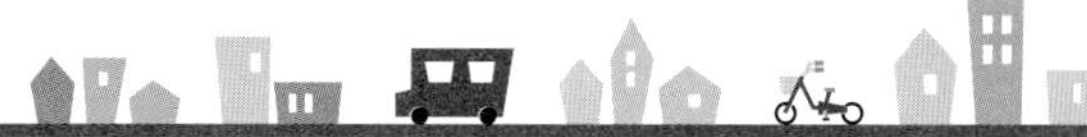

概説 日本の訪問看護の成り立ち

日本の訪問看護は、いつから始まったのでしょうか。訪問看護の原型の始まりは1880年代であり、現在の形での始まりは、1970年代といえます。

1880年代に始まった日本の近代看護、とりわけ訪問看護の原型である派出看護は歴史的な意味があり、形を変えながら日本の看護の源流をつくってきました。

現在の訪問看護の形でのスタートは、1970年代です。ここでは、日本の訪問看護の歴史を大きく6つの時期に分類し、その歩みの概略を綴ります。各期それぞれの詳細については、この後の各キーワード項目で述べていますので、関連項目を示したページをあわせて読んでください。

表　日本の訪問看護の成り立ち　6つの時期

期	年代	訪問看護に関する主なできごと
第1期 明治・大正時代	1885年～ (明治18年)	•日本の近代看護、訪問看護（派出看護）の始まり •「派出看護婦会」の誕生（1891年） •「保健婦」の誕生（1941年）
第2期 萌芽期	1970年頃～ (昭和45年)	•さまざまな場から、さまざまな対象に訪問看護の試みが始まる •病院・診療所から、あるいは自治体での独自の取り組み開始 •学会・雑誌などでも取り上げられる
第3期 制度化期	1978年～ (昭和53年)	•制度として位置づけられはじめる •厚生省が「在宅老人家庭看護訪問指導事業」創設（1978年） •「老人保健法」施行で全国的な制度となる（1983年） •医療保険（診療報酬）の中に位置づけられる
第4期 訪問看護 ステーション期	1992年～ (平成4年)	•老人保健法における「老人訪問看護制度」新設により、看護職の事業所「訪問看護ステーション」が誕生（1992年） •本格的な「訪問看護」が全国に普及し始める •訪問看護の全国団体の結成
第5期 介護保険期	2000年 (平成12年)	•「介護保険制度」が誕生（2000年） •在宅サービスの1つとしての「訪問看護」へ役割の変化 •ケアマネジャーの誕生・連携
第6期 地域包括ケア システム期	2012年～ (平成24年)	•高齢者・障がい者・小児・精神障がい者など地域で暮らす要介護・要支援全体に包括的に支援する仕組みづくり •多職種協働 •自分が決める「人生の最終段階の生きかた・支援のしかた」

第 1 期　明治・大正時代（1885 年～）
～近代看護は訪問看護から始まった

「日本の近代看護は『訪問看護』から始まった」ともいえます。名称は「訪問看護」ではなく「派出看護」でしたが、病院という施設の中ではなく、地域・家庭に赴いて看護活動を行っていました。現在と違って滞在型で患家に泊まり込んで看護を行うものでした。

訪問看護のはじまり（→ p84）

病院・施設外の自宅・在宅での看護活動の原型は、明治時代の日本の近代看護の発生の時期に始まりました。「看護」そのものがまだ日本の国に定着していなかった時代に、在宅の病人に対して泊まり込みで、自費での「派出看護」が全国に広がっていきました。その背景、具体的な内容、その後の経緯は、現在の日本の訪問看護だけでなく今後の活動にも影響を与えます。

「派出看護婦会」から患家への訪問・滞在（→ p87）

教育を受けた看護婦（当時）たちの働く場は、主には患家・在宅でした。当時は「学生は病院、卒業後は患家への派出看護」が当たり前の看護職の働く場で、当時の患者は伝染病などが主でした。

日本で初めて派出看護を行ったのは、1888 年に有志共立東京病院看護婦教育所の 5 人の看護学生で、卒業後も派出先は富裕な特権階級、皇室、外交官、貿易商などで時には海外同行もあったといいます。

後に全国に波及していく派出看護婦会を始めたのは、1891 年に東京本郷に開設された「慈善看護婦会」です。1886 年から看護師教育を始めた桜井女学校附属看護婦養成所の 1 期生であった鈴木雅が開設者で 10 人の看護婦から出発しました。その会を発展させたのは、鈴木の同期生の大関和（ちか）でした。独立した事業所で、患家と個別契約を結んで経営していました。

患家への派出だけではなく病院への派出も多く、大正期には事実上の全盛期を迎えましたが、その後さまざまな規制が設けられ衰退していきます。（→ p89）

保健婦（保健師）の誕生（→ p91）

公衆衛生に限らず、病院や診療所以外の場での看護活動を日本の看護職は行ってきましたが、法的に「保健婦（保健師）」が登場するのは、1941（昭和 16）年です。

伝染病対策などの訪問による看護活動（→ p91）

明治から大正、昭和初期に病院等からの看護婦による看護活動が多様に行われました。それぞれ目的や実施方法は違っていますが、その時々に必要に応じて、制度的な保障もない中で実施されました。例えば、日本赤十字社の社会看護婦、東京帝大キリスト教青年会「賛育会」による母子保健事業、済生会による巡回看護、朝日新聞社社会事業団の公衆衛生訪問婦協会の活動、聖路加国際病院の訪問活動などです。

Column 日本の近代看護（Trained　Nurse）教育の発祥

日本の近代看護の発祥は以下の４カ所の看護師教育だといわれています。

・1885（明治18）年　有志共立東京病院看護婦教育所
　現在の東京慈恵会医科大学付属看護学校　華族、富豪、特権階層向け教育

・1886（明治19）年　桜井女学校附属看護婦養成所
　ミセス・ツルー (Maria T. Pitcher True)

・1886（明治19）年　同志社病院・京都看病婦学校
　キリスト教精神、新島襄、リンダ・リチャーズ（Linda Richards)

・1887（明治20）年　（東京）帝国大学付属看病法講習科
　アグネス・ヴェッチ（Agnes Veth)、鈴木雅

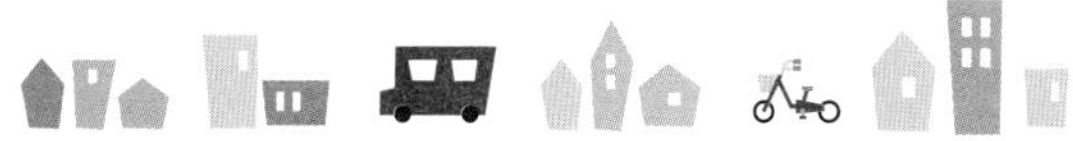

第 2 期　萌芽期（1970 年頃～）
～高齢者に対する訪問看護活動の始まり

高齢化社会を目前として日本の全国各地で、さまざまな場所で働く看護婦たちが自主的に病院以外の場である患者宅を訪問する看護を始めました。病院などの医療機関、先進的な自治体での取り組みなどボランティアでの活動の始まりです。

現在の訪問看護活動のスタイルである、「短時間単位」での「自宅訪問」による「看護サービス提供」の試みが始まったのは、1970 年代からです。

大きくは、2 つの流れです。1 つは、医療機関（病院・診療所）からの訪問看護活動、もう 1 つは、自治体（市区町村）からの「寝たきり老人訪問看護指導事業」等です。これらの訪問看護活動が、現在の訪問看護の土台となっています。

訪問看護活動の試行（→ p94）

医療が必要な状態でありながら、長期入院ができなくなり自宅に帰る患者や、本人や家族の希望により在宅療養をする患者に対して、医療・看護の継続を保障するための手段として、訪問看護が始められていきます。

医療機関による訪問看護活動

医師の往診の歴史は古いのですが、看護婦による自宅訪問活動（訪問看護）が開始されたのは、この時期からです。具体的には、次のような病院からの訪問看護活動です。

- **堀川病院　地域密着。寝たきり老人・往診とともに在宅医療　（→ p96 ～ 97）**

訪問看護を初期に始めた病院の 1 つとして有名な京都の堀川病院です。1950 年代より外来の看護婦が訪問活動を始め、1973 年から往診とは別に、看護師が意識的に訪問活動を展開するようになり、1974 年には居宅療養部として独立しました。

- **柳原病院　地域密着。寝たきり老人・往診とともに在宅医療　（→ p96 ～ 97）**

東京都足立区にある柳原病院では、1960 年代後半に外来の看護師によって訪問活動を開始しました。しかし、将来を見据えて「病棟看護」と「外来看護」とは違った看護の新しい分野として地域内で暮らす人を対象とした看護活動（訪問看護）が必要であろうとして、1977 年「地域看護課」を設置して訪問看護を実施しました。

- **日本大学医学部附属板橋病院　大学病院からの訪問看護（→ p102 ～ 103）**

大学病院からの訪問看護の先駆けである同院では、1975 年に訪問看護が始められました。同病院からの訪問看護の特徴は、大学病院を退院した患者への訪問看護・継続看護という点です。近隣に住む患者ばかりではないため、訪問先は病院の沿線だけでなく、千葉県まで広がることもあったといいます。

- **北里大学東病院　大学病院からの訪問看護（→ p102 ～ 103）**

もう 1 つの大学病院からの訪問看護の例として、北里大学東病院があげられます。北里大学東病院で訪問看護を始めたのは 1986 年です。訪問看護を行っていたのは、「総合相談部」で、相談業務、デイホスピタル、訪問医療を 3 大業務としており、看護職による訪問看護は、その中の訪問医療の一部として開始されました。

● **都立府中病院　難病患者への訪問看護（→ p104）**

東京都府中市にある都立府中病院では、神経難病の患者への訪問看護や研究事業を進める推進役として1971年、活動を実施しました。

自治体による訪問看護の取り組み

先駆的な自治体での取り組みとしては以下のような例があります（→ p100）。

● **東京都東村山市**

東京白十字病院に訪問看護を委託

● **東京都新宿区**

区民健康センターに常勤看護師が配置され、対象者を限定せずに訪問看護を実施

● **神奈川県横浜市**

数カ所の保健所で寝たきり老人への訪問看護活動

こういう取り組みが多くの自治体に広がり、東京都では1976年に「訪問看護事業運営要綱」が制定されました。

その後、1978年に厚生省が「在宅老人家庭看護訪問指導事業」を創設したことで、訪問看護は初めて国の制度として位置づけられるようになります。

看護師の組織的な活動のはじまり

看護研究者や行政、あるいは医療機関や自治体で訪問看護活動を行っていた看護師たちは、互いの実践を学び合い、訪問看護が社会的に認知され、先々、国の制度化することを視野に入れた研究会などのつながりをもつようになりました。

看護協会が訪問看護事業制度化への取り組みを行ったり、訪問看護開発室を設置したりしました。（→ p106）

「全国ホームケア研究会」や「東京ホームケア研究会」の活動も始まりました。（→ p108）

学会、出版など　国民への普及

訪問看護活動の実践の始まりとともに、その活動を出版し、広く看護界や一般社会に普及する活動や関連の種々の学会も開催されるようになり、マスコミを通して訪問看護活動を広く国民に理解してもらうなどの活動も旺盛に実施しました。

第 3 期　制度化期(1978 年〜)
〜制度化されていく訪問看護

1970 年代から全国各地で試行的に無報酬で始まった訪問看護活動は、その有効性と必要性が認められ、国の制度において老人福祉事業として、あるいは医療保険で認められ、制度の内容が少しずつ改善されて広がっていきます。

訪問看護が制度として認められ、変化していく過程には、以下の 4 つの節目があります。

1.「在宅老人家庭看護訪問指導事業」 1978（昭和 53）年
　初めて国の制度として位置づけられた
2. 医療保険（診療報酬）での訪問看護　1983（昭和 58）年
　「老人保健法」の施行
3.「老人訪問看護制度」誕生　1991（平成 3）年
　翌年「訪問看護ステーション」が登場、看護が初めて独立した事業所として認められた
4.「介護保険」の施行　2000（平成 12）年

「在宅老人家庭看護訪問指導事業」の始まり（→ p112）

1970 年代後半は、福祉分野の政策も大きく変わった時期でもあります。訪問看護分野では、1978 年に厚生省が「在宅老人家庭看護訪問指導事業」を創設したことで、訪問看護が初めて国の制度として位置づけられるようになり、全国 3,300 カ所の自治体（当時、市町村）で実施されるようになりました。課題が多い状況でスタートしましたが、全国に広がりました。1983 年の老人保健法施行により、訪問指導事業に引き継がれました。

医療保険・診療報酬における訪問看護の評価（→ p114、116）

1983 年の老人保健法施行・診療報酬の改定では「在宅医療への転換、日常生活についての指導を重視」、「長期入院の是正」をすることがあげられています。この年の改定は医療政策としての「在宅医療推進の始まり」といわれており、訪問看護に対しても制度化され、名称は「退院患者継続看護指導料」です。制度の内容の不十分さはありましたが訪問看護が診療報酬上で初めて評価された「第一歩」としての意義は大きいです。

2 年ごとの診療報酬改定により、対象者や訪問回数その他の条件が改善され、全国の医療機関からの訪問看護は広がっていきます。

開業ナースの誕生（→ p110）

1983 年、訪問看護制度ができる前からボランティアの訪問看護を始め、「在宅ナース」として開業した村松静子（せいこ）という看護婦がいました。独自の役割を果たし、全国の訪問看護婦に影響を与えました。

第４期　訪問看護ステーション期（1992 年～）
～老人訪問看護制度による事業所の誕生

「訪問看護ステーション」という看護職が責任者・管理者となる事業が誕生しました。これは日本の訪問看護の歴史上、画期的なことでした。

老人訪問看護制度と訪問看護ステーションの誕生　（→ p118、120）

1992 年、訪問看護は大きな転機を迎えました。前年の老人保健法改正により「老人訪問看護制度」が創設され、事業所として「老人訪問看護ステーション」が設立されることとなったのです。「老人訪問看護制度」は、医師の指示に基づいて、老人訪問看護ステーションの看護師が在宅の寝たきり高齢者を訪問し、看護サービスを提供するというものです。それまで訪問看護は病院や診療所、あるいは市町村から行われていましたが、看護師を管理者とする独立した事業所である「老人訪問看護ステーション」が新たに加わることとなりました。「訪問看護ステーション」という斬新な形の独立した看護職の事業所が新設され、新たな時代を迎えました。

経営・運営課題に対する看護師による活動（→ p124）

画期的な制度として始まった老人訪問看護ステーションは、1 年で全国に 133 カ所開設されましたが、実際には運営していくには厳しい状況でした。それは対象者の年齢制限や訪問回数に制限があり、夜間や休日の保障もなかったこと、また、利用者に利用料の負担が発生するようになったことなど課題が多く、事業所として経営し、運営していくことにも困難なことが山積していました。

その後、全国各地で「訪問看護ステーション連絡協議会」など現場での団体がつくられ、要望書などを作成して提出し、制度改正の都度訪問看護制度が改善されていきます。

全国団体の結成（→ p126）

1994 年に「日本訪問看護財団」（元日本訪問看護振興財団）、そして 1995 年に、訪問看護事業者の全国組織である「全国訪問看護事業協会」が誕生しました。訪問看護の推進・発展のための研究・研修・制度改定の提案などを行ってきました。

第 5 期　介護保険期　(2000 年代〜)
〜介護保険制度の誕生と、訪問看護の模索

介護保険がスタートして、訪問看護をめぐる状況がかなり変化しました。模索の時代です。

介護保険制度により保険の仕組みが変わる　(→ p128)

1997 年 12 月に成立した「介護保険法」は、2000 年 4 月に施行（スタート）しました。全国の訪問看護現場に携わっている看護職は、これまでの「訪問看護ステーション」は、そのまま医療保険の対象となり介護保険のメニューにならないのか、それとも介護保険のサービスの 1 つとして様変わりするのかと、緊張して見守っていました。結果は、医療保険と介護保険の両方にまたがったサービスを提供することになったのです。(→ p18 参照)
)

介護保険下での訪問看護

それまでの在宅医療の 1 つの役割としての訪問看護が、一部介護保険の対象となり、まったく異なった仕組みで運用されることになりました。　介護保険の 1 つのメニューとなる訪問看護事業を運営する側からみると、それまでと大きく違うのは下記のような内容でした。

- **ケアマネジャーのケアプランに沿った看護の展開**

医師の指示書とともに、もう 1 つのプランが必要となりました。それまでは、利用者の全体像を把握してさまざまな調整業務も行っていましたが、プランに沿った内容だけを提供することになり、やりにくい面が出てきます。

- **訪問介護との区別、価格差**

他の介護系サービスと並んで 1 つのメニューとなり、料金の差が訪問看護利用に影響するようになりました。

- **利用者・ケアマネジャー等からみるとわかりにくい**

両方の保険にまたがることから、「訪問看護サービスはわかりにくい」と思われがちでした。

- **民間企業での訪問看護活動　看護職の開業のチャンス**

介護保険の直前から、民間企業が開設できることになり、これまで雇われの身だった（訪問）看護婦が、株式会社や NPO 法人などを立ち上げる開業の機会が出てきました。

1992 年以降、訪問看護ステーションをキーステーションに発展してきた訪問看護が、新たな局面に突入することになりました。それまでの、訪問看護ステーション（事業所）数、従事する訪問看護婦数・利用者数が右肩上がりに増大していたものがストップし、模索する状況になったのです。

なお、2002 年 3 月より、「保健婦助産婦看護婦法」が「保健師助産師看護師法」に改定され、看護婦・士は看護師へ名称が変更となりました。

第 6 期
地域包括ケアシステム期（2012 年代～）

地域丸ごとケアシステムを構築することを目標としています。訪問看護もその１つのサービスとして位置づけられるようになりました。

介護保険がスタートして 12 年。日本社会はさまざまな変化があり、新たな視線で地域の現場での実践をする必要性が出てきました。特に、2011（平成 23）年の介護保険法の改正で、「地域包括ケアシステムの構築」に向けた取り組みが提起されました。

目線を利用者から地域・在宅で暮らす要介護者、要看護者、要医療者の全体へ

訪問看護の利用者を、療養・生活や自己実現を中心にサービスを行うことは変わりないのですが、利用者だけではなく地域全体の目線を広げることが必要になってきました。自分の事業所の利用者だけでなく、地域・在宅で暮らす要介護者、要看護者、要医療者の全体です。特に医療ニースの高い利用者や在宅での看取りへの対応が期待されています。

キーワードは、第 1 章で取り上げた「地域共生社会」「多職種・多事業所連携・協働」「意思決定支援」「多課題をもつ療養者」などです。

多機能化する訪問看護ステーション

訪問看護の提供事業所である「訪問看護ステーション」も変化がありました。訪問看護ステーション数が増加傾向になったのです。訪問看護の経験のない若い看護師たちも事業所を立ち上げ、地域で展開し始めました。

また、訪問看護事業所と一体化した事業（看護小規模多機能サービス、定期巡回、随時対応サービスなど）が制度化され、「訪問」だけではないサービスも行う多機能の役割を果たすようになってきました。

起業ナースの登場

株式会社や NPO 法人、一般社団法人などの法人を立ち上げ、訪問看護ステーションだけではなく、訪問介護事業や居宅介護支援事業、あるいは通所介護事業など多数の事業を展開する「社長ナース」「起業ナース」が全国に登場しています。さらに、地域に不足しているサービスを作り出すことに挑戦している看護職も増えてきました。

第 2 章で紹介している主な参考書籍・雑誌一覧

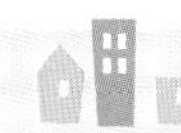

【書籍】

◆ 大関和『派出看護婦心得』(1899，大関看護婦会)

◆ 大関和『復刻　実地看護法』(1974，医学書院).

◆ 川村佐和子『難病に取り組む女性たち―在宅ケアの創造．勁草　医療・福祉シリーズ< 8 >』(1979，勁草書房).

◆ 川島みどり他『地域看護の展望―柳原病院における在宅老人看護の実践．勁草　医療・福祉シリーズ< 9 >』(1980，勁草書房).

◆ 看護史研究会『派出看護婦の歴史．勁草　医療・福祉シリーズ< 17 >』(1983，勁草書房)

◆ 日本看護協会普及開発部調査研究係『訪問看護：どういうひとに　どんなことを』(1983，社団法人日本看護協会).

◆ 高橋政子『写真でみる日本近代看護の歴史』(1984，医学書院).

◆ 日本看護協会普及開発部調査研究室『病院・診療所からの訪問看護：どういうひとに　どんなことを』(1985，社団法人日本看護協会).

◆ 村松静子編『(こころの科学) 開業ナースのエッセンス―「暮らし」に伴走する看護のすすめ』(2015，日本評論社).

【雑誌】

◆ 季羽倭文子「連載：イギリス・アメリカ・カナダにみる―訪問看護の実際」，『看護技術』22 (9) 1976. ～23 (1) 1977.

◆ 宮崎和加子「連載：ルポ　訪問看護はいま」，『看護学雑誌』56 (4) 1992. ～57 (9) 1993.

◆ 宮崎和加子，春日広美，竹森志穂，宮田乃有「インタビュー 訪問看護は堀川病院のオリジナルではありません！　早川一光氏に聞く」，『訪問看護と介護』11 (12)，2006.

◆ 宮崎和加子，春日広美，竹森志穂，宮田乃有「連載：訪問看護のパイオニアたち」，『訪問看護と介護』11 (5) 2006. ～12 (8) 2007.

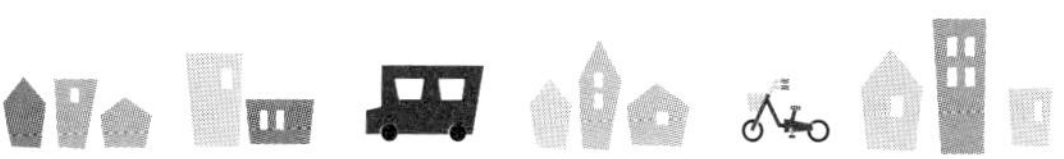

訪問看護のはじまり（1885 年〜）

Keyword の概要

看護の訓練を受けた者が、病を得たり傷害を負った人の自宅に出向く訪問看護は、明治中期の慈恵の看護学生による「派出看護」から始まりました。病院の機能が未発達であった当時、一般に、病院に入院するのは低所得層で、富裕層は入院せずに自宅で治療や看護を受けるのが通常でした。

最初の訪問看護師は東京慈恵会の卒業生

日本における近代的な看護教育は、1885 年（明治 18 年）の**有志共立東京病院看護婦教習所**から始まります。現在の慈恵看護専門学校です。この学校の学生および卒業生である看護婦が依頼を受けて、患者の家へ派出され、看護を提供していました。主な派出先は富裕層である上流階級の人びとでした。有志共立東京病院の医院長高木兼寛が海軍軍医総監かつ旧華族であったため、上流の人びとの信頼が厚かったことも影響したでしょう。中には外交官や貿易商の Home Nurse として海外に同行することもあり、当時の女性にとって魅力的であったことは想像に難くありません。

「病院」と「派出看護」

明治初期のころの病院は、病気になっても満足な食事をとれない低所得層や伝染病患者の収容所的な側面がありました。これは病院がまだ高度な治療を行う場所ではなく、江戸時代の施療施設と同じようにみられていたためです。そのため、富裕層は自宅で療養していました。

このように自宅で看護婦の看護を受けるのは高嶺の花でしたが、時代を経て**「派出看護婦会」**（→ p87）が設立されると、派出の対象は一般市民にも拡大していきました。他方、かつての施療施設であった病院も、医療の発展とともに、徐々に一般の人びとも入院するようになります。しかし、まだ基準看護の考えかたはなく、入院には身の回りの世話をする家族の付き添いが必須でした。家業等で付き添えない家族のニーズに応えるため、派出看護婦は患家に加えて病院への派出も行うようになっていきます。

Column　歴史的有名人も看護した～大隈重信～

大隈重信（早稲田大学の創設者、第 8・17 代内閣総理大臣）は、1889（明治 22）年に暴漢に襲われ右足を切断しました。療養は官邸および私邸で行われ、東京慈恵会から 4 名の看護婦が派遣されました。療養期間は約 3 カ月、看護婦たちは誠意をもって看病にあたり、報酬として 500 円が払われました。500 円を現在のお金に換算するのは難しいですが、1897（明治 30）年当時の東京の公立小学校教員の初任給が、月 8 円というデータ※もありますので、かなりな大金が支払われたようです。

※森永卓郎監．物価の文化史事典：明治・大正・昭和・平成．展望社，2008.

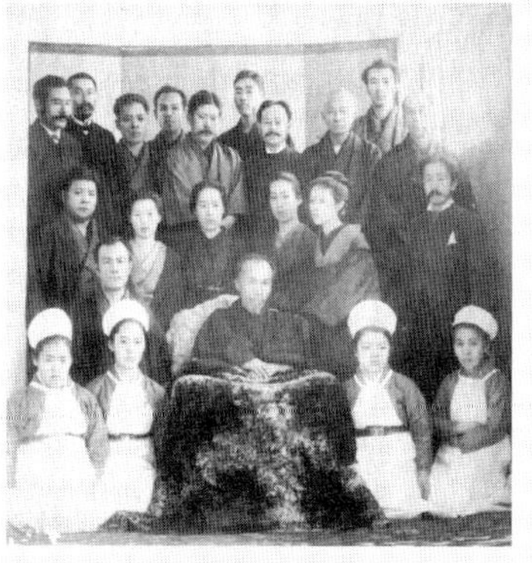

回復した大隈重信（中央）と 4 名の派出看護婦たち（大隈の両脇）
写真提供：早稲田大学大学史資料センター

Column　江戸時代に病人を収容して治療する施設について

我が国では江戸時代以前から、寺院を中心に、仏教における救済、救療として、貧民、孤児、障がい者などの困窮者とともに病人を収容し、衣食住を提供してきました。昔の庶民はその日暮らしの人も多く、親族による扶養もない状況で病気を得ると、たちまち貧困に陥ります。主たる治療は漢方薬ですが、よい薬は高値で庶民には手が出ません。もちろん、医療保険や生活保護などの制度もありません。つまり、疾病の罹患と貧困は密接だったのです。貧民、孤児、障がい者などとともに病人を収容し、面倒をみたり、時に薬草などで治療したりした施療施設には、施薬院、悲田院、療育所、お救い小屋など、いろいろな名称がありました（悲田院、療育所、お救い小屋はどちらかというと福祉施設の要素が強い）。しかし、これは時代、地域によって、盛んになったり衰退したりをくり返しました。

施薬院の流れをくむものでよく知られているのは、1722 年開設の小石川養生所です。また、外国人医師による西洋医学の治療では 1556 年開設の府内病院、1861 年の長崎養生所です。しかし、これらの 3 施設は、明治維新前までの我が国の病院の歴史の中では特異な例であり、その恩恵にあずかれる庶民はごくわずかでした。

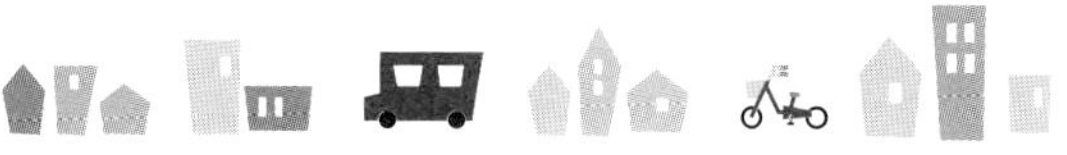

Column 派出看護婦と医師

現在の訪問看護師と医師の関係は、訪問看護指示書に基づくといえますが、戦前は医療保険制度も十分ではなく※、もちろん公的な指示書などありません。働く女性を見る世間の目は優しくはなく、男尊女卑の考えかたも強かった、そんな時代の両者の関係がわかる文章を少しご紹介します。医師から派出看護婦に対する注文です。

◆医師に対する服従（大日本看護婦協会機関誌『看護婦』1906（明治39）年2月．10～11頁より）[1]

看病婦は医師の助手である、手伝ひである。軍隊で云えば、医師は士官以上で乃ち上長官で看病婦は下士卒である。下士卒が上長官に対して絶対の服従をする如く、看病婦も亦医師に対して、絶対に服従せねばならぬ。柔順は女子の美徳である。（中略）若し医師の命令にして府に落ちぬことがあったら、委（くは）しく事情を述べて、医師の命令を説明してもらって、それから行う方がよい。此れは服従である。然るに医師の命令をも解せず、腑にも落ちぬのに、云いつけられたからすると云うのは、盲従であります。又、医師の命令を聴き乍ら、之を行なわぬのは、命令違反で、乃ち反逆である。（中略）看病婦が、生中自分の学術に誇って、医師を軽蔑するやうのことがあったらどうであろう。此んな事は決してないことではない。

ちょっとムッとする物言いから始まるのですが、確かに当時、医師の指示を守らずに勝手なことをする看護婦もいたようです。後述する大関和は、自著の中で次のように注意しています。少し現代語に訳して紹介します。文章内の（　）は補足です。

◆医師に対する義務（大関和．『派出看護婦心得』 大関看護婦会 1899（明治32）年．3～4頁より著者訳）

謙遜丁寧にその命令に従い、よく薬用治療の時間を守り、秩序正しく患者の病状を（記録に）明細に記載し、（医師の）来診の時はこれを示して参考にしてもらいなさい。常に尊敬の意を表し、投薬治療上の事に至っては、決して口を容れてはいけません。ただ命じられるところを堅く守り、言語を慎み仮にも不敬不遜の挙動をしてはいけません。

前述の医師は必ずしも指示に盲従するのではなく、指示の意味を納得して実施しなさいと言っていますし、大関は医師を尊敬しなさいと述べています。男尊女卑の時代にあっても、お互いへ配慮しながら、患者にとってよい関係であれという信念が感じられます。

※1922（大正11）年の旧健康保険法制定に始まる。被保険者は工場や鉱山などに勤務する労働者のみで、労働災害保険の色合いが濃い。

引用文献

1）看護史研究会．派出看護婦の歴史，勁草書房，1983．

参考文献

- 山下麻衣．看護婦の歴史，吉川弘文館，2017．
- 坪井 良子，津曲 裕次．大隈重信の切断手術から健康生活へのセルフケアに関する研究，筑波大学リハビリテーション研究，No5（1），3-14，1996．
- 立川昭二．明治医事往来，講談社学術文庫，2013．
- 看護史研究会．看護学生のための日本看護史，医学書院，1997．
- 高橋政子．写真でみる日本近代看護の歴史，医学書院，1984．
- 佐々木美代子．明治時代の派出看護の実状東京プレス，2012
- 菅谷章．日本の病院：その歩みと問題点．中央公論社，1981，221p（中公しんしょ）．
- 塩見鮮一郎．貧民の帝都．文藝春秋，2008，251p．
- 大関和．派出看護婦心得，大関看護婦会，1899．

2 派出看護婦会（1891 年～）

Keywordの概要

我が国の訪問看護ステーションの起源は派出看護婦会といえるでしょう。女性が家業以外の職業に就くのは珍しかった当時、最初に看護婦会を組織した鈴木雅は、看護婦とは何をする者なのか、真摯な看護の提供によって人びとに浸透させていきます。その結果、派出看護婦会の開設が都市部を中心に一気に拡大しました。しかし、増えれば粗悪な会も出てきます。

「訪問看護ステーション」の起源

派出看護婦会の組織を創設したのは鈴木雅です。フェリス女学校の出身で英語に堪能、桜井女学校（現、女子学院）で看護学を修養し、東京帝国大学病院（現、東京大学病院）の婦長も務めました。1891 年（明治 24 年）に、東京本郷に最初の派出看護婦会**「慈善看護婦会」**を開設します。鈴木は、当時、看護婦たちが富裕層に独占され、庶民には高嶺の花であることに義憤を抱いていたようです。広く庶民に看護婦の存在を知らせるため、「慈善」の名前のとおり、貧困者には派出の料金を取りませんでした。1896 年（明治 29 年）には看護婦会の中に**「東京看護婦講習所」**もつくり、独自に派出看護婦の養成も行いました。鈴木の後を引き継いだのは大関和（ちか）です。大関は鈴木と桜井女学校の同期生で、大関の活動によって「派出看護」が拡大していきました。

派出看護婦会の急増

当時の庶民の在宅療養は、家族に病人が出ると親族や知人たちが集まり、朝から夜まで病人に付き添うのが普通でした。付き添いのために隣の座敷に酒食を用意して大騒ぎをするという状況です。「在宅療養」の感覚も今とは大分違いました。そこへ派出看護婦が訪問し、ベッドサイドケアや当時の予防措置を行ったことで、それを見守る周囲の人びとは深い感銘を受けたようです。病人も目に見えて快方に向かえば、「次もぜひお願いしたい」と広まっていきます。

このような需要に応えるため、看護婦会の数は増えていきました。鈴木雅が看護婦会を始めてから 10 年後の 1901 年（明治 34 年）には、東京府（現、東京都）に少なくとも 33 件の派出看護婦会がありました。さらに約 20 年後の 1922 年には 350 件に増えています（1922 年の全国各府県別　看護婦会銘鑑）。これは第一次世界大戦後の好景気、伝染病の蔓延などの社会状況も背景にあり、看護婦の需要は全国で高まっていきました。

日本赤十字社京都支部の派出看護

派出看護婦会の開設のウェーブは関西でも起こります。1893（明治 26）年に、京都看病婦学校（廃校したが現同志社女子大学へと続く）の卒業生が、関西で最初の派出看護婦会である

「京都看病婦会」を設立します。

続いて1895（明治28）年に、日本赤十字社京都支部の救護看護婦19人が自分たちの手で**「平安看護婦会」**を結成しました。この会の看護婦全員が戦時に陸軍病院で傷病兵の看護に従事した経験があり、平時における戦時救護の訓練として活動したいと日本赤十字社京都支部へ願い出、許可されました。平安看護婦会の設立に日本赤十字社本社も触発され、1898（明治31）年から平時における救護看護婦の派出を公認し、「外勤部」と称して院内に連絡事務所および宿舎も造りました。なお、日本赤十字社には伝統的に皇室の援助が厚く、皇族への派出は日本赤十字社の看護婦が担当していました。

派出看護婦会の衰退

派出看護は全盛期を迎えましたが、人気が出れば悪いことを考える者が出てくるのは今も昔も変わりありません。現在のような公的な規則も制度も、そして看護婦免許もなかった時代です。文字も読めず病床日誌も書けない「派出看護婦」がいたり、髪結い（美容師）を兼業する「派出看護婦会」があったりしました。

このような状況を取り締まるために、東京府は1900年（明治33年）に**「東京府令看護婦規則」**を出し、我が国で最初に「看護婦免許状」を交付しました。そして、これが全国へと波及していきます。しかし、それだけでは十分ではありませんでした。悪徳看護婦会の存在が徐々に社会問題となっていきます。1919年に出版された『無産階級の生活百態』（深海豊二著）という本に、見習看護婦（派出看護婦会附属の講習所の生徒でありながら派出にも従事した者）の例が紹介されています。それによると、派出看護婦会の会頭は何ら素養のない婦人を見習い生として自宅に泊め、1、2カ月は女中代わりに使用し、氷嚢の使用法、体温の取りかた、病床日誌の記入法、脈拍の取りかた、呼吸の測定法など一通りを教えると、患家に三等看護婦として派遣していました。営利追求のためにまともな教育もせずに、一人前の看護婦として派出業務にあたらせていたわけです。そのため、1920年代に入ると、派出看護婦会は急速に社会の信用を失っていきます。

Column 『派出看護婦心得』～大関和

大関和は、日本の看護史に欠かせない人物です。鈴木雅の後を継いで「東京看護婦会」の会頭を務め、また「大関看護婦会」も神田猿楽町に開設しました。経営者であるとともに教育者でもあり、1899（明治32）年に派出看護婦のための手引書『派出看護婦心得』を刊行しました。この書籍の内容は、病室や病人に関する注意、家族に対する勤め、患家において終日勤めるべき順序、死体の取り扱い方など多岐にわたっています。さらに9年後、『実地看護法』という看護の心得を体系化した書籍も刊行しました。

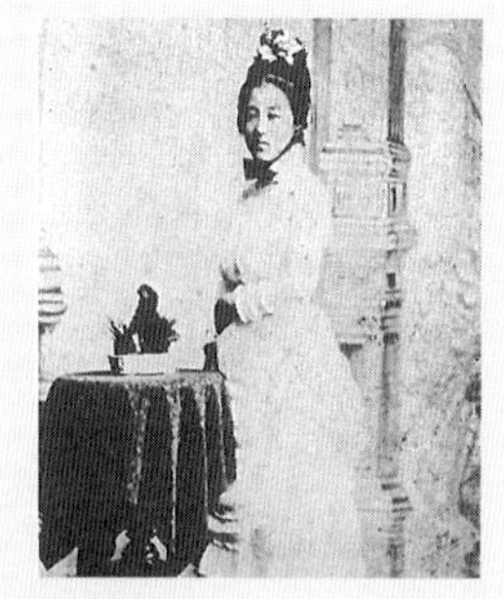

大関和
高橋政子．写真でみる日本近代看護の歴史．医学書院．1984．36．

参考文献

深海豊二．無産階級の生活百態．製英舎出版部．大正8．318p.

派出看護婦会から看護婦家政婦紹介所へ（1920 年代）

Keywordの概要

第二次世界大戦前、派出看護婦数は病院看護婦数を上回っていました。しかし戦後、派出看護婦会と派出看護婦は姿を消します。そこには敗戦後の GHQ 主導による法の制定や看護制度の改革が影響しました。しかし実は消えたわけでなく、「看護婦家政婦紹介所」に姿を変えて現存しています。訪問看護ステーションの起源であった派出看護婦会は、ここからステーションとは異なる道をたどることになりました。

姿を消した派出看護婦会

表 1 は 1926（大正 15）年の看護婦数の全国調査です。看護婦会（派出看護婦会）所属の看護婦の方が病院看護婦を上回り、統計上、13,051 人もいました。第二次世界大戦前までに、東京都内だけでも 380 件の派出看護婦会がありました。しかし、現在は「派出看護婦会」はありません。戦前といってもそんなに遠い昔ではないのに、どこへ消えたのでしょうか。実は、戦後の GHQ による **「職業安定法」**（1947［昭和 22］年、法律第 141 号）の制定で、公共職業安定所以外は誰も職業紹介事業を行うことはできなくなりました。当時の派出看護婦会の構造は有料職業紹介所と同じだったのです。

看護婦家政婦紹介所への移行

法が変わったからといって、そう簡単に社会構造は変えられません。翌 1948 年の職業安定法施行規則の改正で、派出看護婦会を職業安定所の「委託寮」にすることで存続が可能となりました。ただし、「派出看護婦会」という看板は掲げられません。最終的に委託寮は **「労働大臣許可看護婦家政婦紹介所」** という名称になりました。ドラマの「家政婦は見た」や「家政婦のミタ」でおなじみの紹介所です。

表 1　所属機関別の看護婦数（大正 15 年 10 月）

所属	病 院	看護婦会	その他	合 計（所属不明を含む）
看護婦	11,150	13,051	9,230	40,355
准看護婦	1,111	1,381	1,485	5,086
見習い看護婦	17,191	3,072	1,059	21,322
合 計	29,452	17,504	11,774	66,763

資料：中央職業紹介事務局．職業婦人調査．1927.

1995年の付き添い看護の廃止と2000年の介護保険法の制定で、現在は**「訪問介護事業所」**に移行したところも多く、看護師が所属することもほとんどなくなりましたが、派出看護婦会が集中した東京本郷には、今も戦前に創業した看護婦家政婦紹介所が数多くあります。時代を経ても「派出看護婦会」は生きているのです。

Column 派出看護婦会の何が悪かったのか？ ―現代訪問看護への教訓―

衰退の要因には看護婦の質の低下があります。当時の派出看護婦の月給は小学校の教員の3～4倍ともてはやされました。看護婦たちは一旦看護婦免許を手にすると、自己修養を怠り、専門技能を高めませんでした。一方、1930年代には現在の家政婦やホームヘルパーに相当する**「派出婦」**が登場します。在宅で療養する患者や家族にとって、看護婦よりも派出婦の方が安価で、しかも家事全般も行ってくれます。そのため、病人看護は派出婦で十分とみなされました。派出看護婦は速いスピードで派出婦にシェアを奪われていきます。

川村貞四郎（内務省兼警視庁の官僚で衛生部長も務めた）は、1933年出版の自著『官界の表裏』（雄山閣．1933）で、看護婦の質の低下について、病院に勤務する間は医師の管理のもとで責任をもって働くが、一旦社会に出て単独で家庭に派出させるのは危険であると言い、看護婦の教育を改善し、高い専門性をもち、1人で家庭へ訪問できるようになるための養成の改革を考えていました。GHQが問題視したのも、派出看護婦会の体質と看護婦の低い質でした。

参考文献

・山下麻衣．看護婦の歴史，吉川弘文館，2017.
・看護史研究会．派出看護婦の歴史，勁草書房，1983.
・高橋政子．写真でみる日本近代看護の歴史，医学書院，1984.
・佐々木美代子．明治時代の派出看護の実状，東京プレス，2012.
・川村貞四郎．官界の表裏，雄山閣，1933.

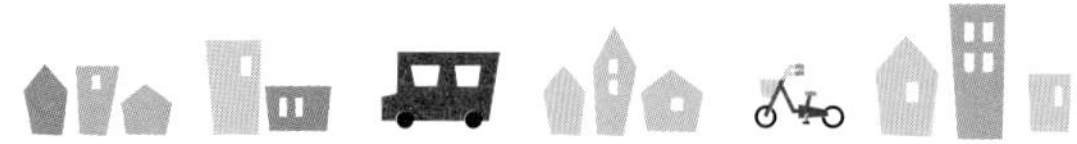

保健婦（公衆衛生看護）と訪問看護

Keyword の概要

現在、病院外で看護を提供する職業には、看護師以外に保健師がいますが、保健師の起源は看護師とは異なり、当初は社会福祉事業の担当者として始まりました。どこから「看護職」となったのか、看護 3 種の中では最後に職業化された保健婦（保健師）と訪問看護の歴史を今日的な視点で見ると多くの接点があります。

保健婦の歴史と訪問看護の歴史

保健婦は地域看護の担い手であり、訪問看護や在宅看護との接点も多い看護職です。保健婦の歴史はいつを始めとするのか、歴史研究者でも見方はいろいろです。法的に「保健婦」の名称が登場するのは、1941（昭和 16）年の **「保健婦規則」** です。それ以前には保健婦の役割を担う人がいなかったのかというと、そうではありません。産婆（助産婦）、看護婦はもとより、現在のソーシャルワーカーにあたる、福祉の職やその他のさまざまな人びとのうち、健康や育児に関する社会活動や公衆衛生看護活動を行った人びとがいました。当時の名称はいろいろで、**「社会看護婦」「巡回看護婦」「公衆衛生看護婦」** などがありました。

東京賛育会巡回産婆事業

1917（大正 6）年に東京帝大キリスト教青年会の学生を中心に、健康相談所と法律相談所が開設されました。翌年に相談所は「賛育会」と名付けられ、本所区（現・墨田区）の産院を拠点にして、妊産婦の診療・助産・乳幼児の健康相談、託児事業などを始めます。1919（大正 8）年からは産院への入院・助産だけではなく、産婆による巡回助産、貧困乳児の昼夜保育も行いました。この事業はキリスト教的理想主義に基づく貧困層の救済としての社会事業であり、組織的に発展させようという意図はありませんでした。

済生会の巡回看護事業

1923（大正 12）年、関東大震災が起こります。即座に多くの医療機関が災害医療を開始しますが、恩賜財団済生会では病院を本拠に医師、看護婦等の救護班を編成し、巡回して災害医療を行いました。やがて被災者のバラック生活が始まると、これらの人びとへ巡回診療、訪問看護活動を展開しました。この活動は半年間の予定でしたが、存続を希望する社会の求めがあり、1924（大正 13）年から、産婆、看護婦 3 名 1 組で 4 班を結成して貧しい人びとの住む細民街を定期的に巡回する巡回看護活動を始めます。これが地方の済生会診療機関にも広がっていきました。看護婦の業務は、「訪問」「処置」「助産」「保護」「紹介交渉」で構成され、「訪問」では衛生指導や身元調査などがありました。また、「紹介交渉」では、無料医療券の配布、治

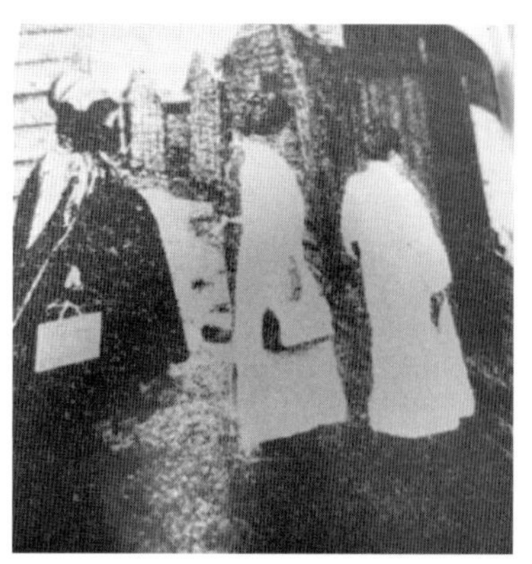

震災後にバラックを訪問する済生会の巡回看護婦
高橋政子：写真でみる日本近代看護の歴史，医学書院，1984．98頁より

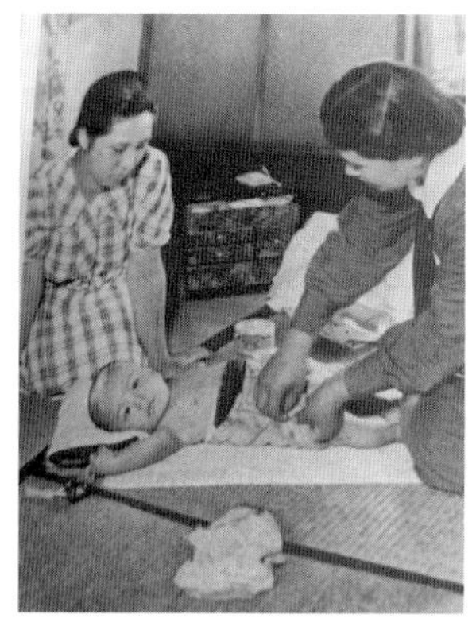

朝日新聞社会事業団の乳児家庭訪問
高橋政子：写真でみる日本近代看護の歴史，医学書院，1984．109頁より

療紹介などを行いました。済生会の理念に準じていずれも対象は貧しい人びとで、施薬救療がその基盤であり、社会事業的な性格が強く、保健婦の活動の原型でした。

朝日新聞社会事業団公衆衛生訪問婦協会の活動

1927（昭和2）年、大阪では高い乳児死亡率や結核の罹患を問題視した朝日新聞社会事業団が、農繁期の託児所や都市の少年の保護を始めました。アメリカで公衆衛生看護を学んだ保良（ほら）せきを迎えて訪問看護婦事業を行い、受持地区をもって民家を訪問しました。看護の対象を限定せずに担当地区全般の保健に関するあらゆる問題に取り組みます。入院先の紹介、衛生教育、健康相談、母の会、保育学校などとともに、患家における臨床看護も行いました。保良はアメリカ貧民街のセツルメント活動※を範としましたが、個人による事業展開をよしとし、組織化しなかったため、1944（昭和19）年に戦災で協会が焼失したことで活動も終了しました。

※セツルメント活動：学生など知識階級が労働者街に入り、住民と密着して学問や技術を啓蒙しようとする運動。

日本赤十字社の「社会看護婦」活動

公衆衛生事業の担い手としての看護婦を、1928（昭和3）年から1年コースで養成し始め、「社会看護婦」と呼びました。養成開始の理由は、第一次世界大戦をきっかけにアメリカ主導になりつつあった赤十字社連盟が、戦時救護以外の「平時事業」を定義し、その定義に健康増進、疾病予防などの人道思想が入れ込まれたことによります。このような動きを日本赤十字社も取り入れ「平時事業」として社会看護婦の活動を展開し始めました。毎年10名前後が養成され、貧困者への巡回看護は日本赤十字社支部や済生会の診療所、自治体衛生課などに勤務して提供しました。大阪支部では産部、乳児部に付設していた外来相談所の看護婦を家庭訪問させました。それ以外に陸軍施設や学校に勤務する者もいました。この社会看護婦の養成は1937（昭和12）年まで続いています。

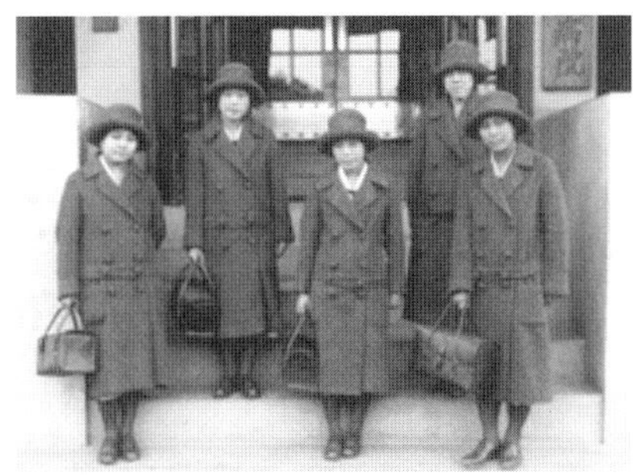

家庭訪問におもむく姿で病院前に立つ初期の公衆衛生看護部保健婦

聖路加国際大学　大学史編纂・資料室編．聖路加ブックレット 3　聖路加と公衆衛生看護．2015．6.

聖路加国際病院の訪問看護

聖路加国際病院は、1901（明治 34）年にアメリカ人宣教医トイスラーによって開設されました。公衆衛生看護の教育は、附属高等看護婦学校から入り始めるようですが、1927（昭和 2）年に「聖路加国際病院訪問看護婦（のちの公衆衛生看護部）」が開設され、一足早く公衆衛生看護教育を受けていた日赤の卒業生を迎えて事業が開始しました。当時、世界的な波となっていた公衆衛生看護の概念を取り入れた形です。その活動は、病人の家庭看護よりも、母子衛生、保健指導などの衛生教育に重点が置かれていました。

これらの例はいずれも社会事業、公衆衛生看護の目的で行われており、現在の保健師活動につながるものです。戦前は看護 3 種の教育はそれぞれであり、当事者の意識も別々でした。3 種の看護職として同じ法律のもとで教育体制が整ったのは戦後になってからのことです。

Column　保健婦の歴史と訪問看護の歴史

保健婦の歴史を「訪問看護の歴史」と位置づけるか否かは、制度上の訪問看護が登場してから、「分けるべき」、「いや同じだ」と、いろいろな意見があります。今日存在する多くの看護の歴史書は、まだ制度上の「在宅看護」も「訪問看護」もなかった頃に編纂されています。そのため、派出看護を除き、病院以外での地域における看護をほぼ保健婦のルーツとして位置づけられたのは否めません。1948 年の保健婦助産婦看護婦法制定以前に保健婦養成所に入学した方が、当時は保健婦と看護婦はまったく別に養成される別の職業であったと言っていたのが印象的でした。制度化された「在宅看護の歴史」「訪問看護の歴史」は看護の歴史の中では新しいといえます。今後、整理が必要でしょう。

参考文献

・大国美智子．保健婦の歴史，医学書院，1973.
・菅原京子．わが国の保健師制度の歴史と展望，保健婦雑誌，Vol59（4），2003.
・看護史研究会．看護学生のための日本看護史，医学書院，1997.
・高橋政子．写真でみる日本近代看護の歴史，医学書院，1984.

多様な訪問看護の試行（1970年頃）

Keyword の概要

1970年代初頭、制度はなく何の経済的な保証もないのに、同時期に、全国各地で、さまざまな場から、さまざまな対象に、さまざまな方法で、さまざまな立場の看護職によって、「訪問看護活動」が開始されました。どうしてそれが試行されたのでしょうか。先見性のある看護職の存在・実践は大きな力になりましたが、社会の客観的な需要・必要性・必然性があったのではないでしょうか。

高齢化の社会問題化

1970年に高齢化率が7.1％になり「高齢化社会」の到来といわれ、その後世界でも類をみない速さで高齢者人口・高齢化率が急増すると予測されました。平均寿命が延び長生きできる時代になったのに、そのことが人びとの幸福感につながらず、かえって社会問題化しました。それは「寝たきり状態」と「痴呆（当時）状態」への不安です。その状態を支える介護などの社会基盤がなかったからです。マスコミでは介護者の急死・殺害や有料老人ホームで2週間以上放置された、死体で発見されたなど、介護問題がショッキングに取り上げられました。

通院できない「寝たきり老人」は「看護問題」

「寝たきり老人」の実態調査は、1960年後半から地方自治体や民間団体などが実施し、1968年に全国社会福祉協議会が全国規模の調査を行いました。その結果、推定数とともに「介護する人がいない」「介護方法がわからない」「入所する施設が圧倒的に足りない」といった実態が明らかになってきました。

医療の側からみると、家で寝たきりになっていて外来に通院できない・させられない患者・老人が多数いたのです。それで急病のための往診ではなく、定期的受診の場を在宅（医師が訪問して）で診察するという必要性が出現しました。今でいう**「訪問診療」**です。「訪問診療」に同行してみると、褥瘡や創傷があるとか、何年も入浴していない、おにぎりだけの食事、起きられるのに寝たきり生活になっているなど看護師が対応すべき「看護問題」が山積みだったのです。

医療ニーズの高い患者の在宅療養・「継続看護」

一方、病院の病棟では退院できない患者が大きな問題となっていました。重度の要介護状態、あるいは経管栄養や膀胱留置カテーテル・人工呼吸器装着などの医療ニーズの高い患者は、家族だけでは介護しきれず自宅退院が困難でした。退院後も継続してサポートする仕組みが必要な状況だったのです。**「継続看護」**もその1つです。

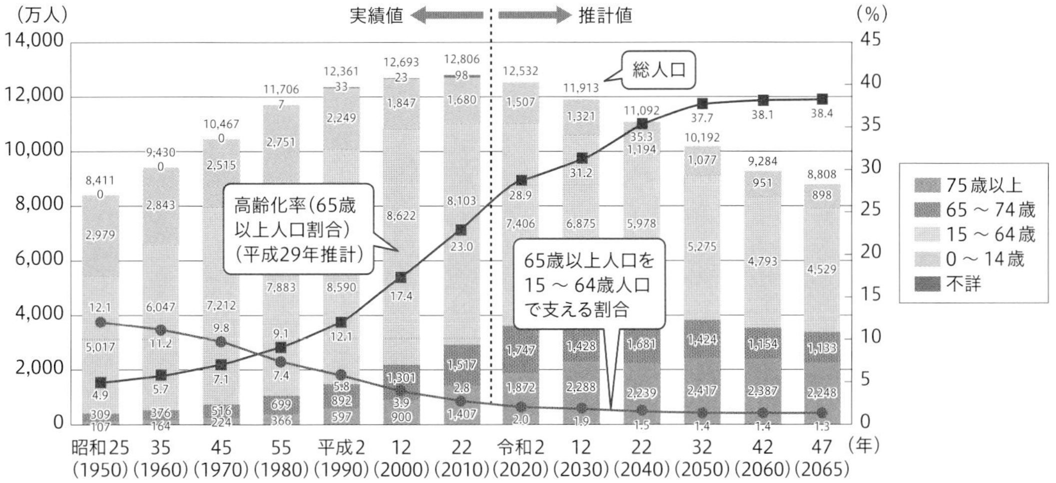

資料：棒グラフと実線の高齢化率については、2015 年までは総務省「国勢調査」、2020 年以降は国立社会保障・人口問題研究所「日本の将来推計人口（平成 29 年推計）」の出生中位・死亡中位仮定による推計結果。

（注 1）2018 年以降の年齢階級別人口は、総務省統計局「平成 27 年国勢調査　年齢・国籍不詳をあん分した人口（参考表）」による年齢不詳をあん分した人口に基づいて算出されていることから、年齢不詳は存在しない。なお、1950 年～ 2015 年の高齢化率の算出には分母から年齢不詳を除いている。

（注 2）年齢別の結果からは、沖縄県の昭和 25 年 70 歳以上の外国人 136 人（男 55 人、女 81 人）及び昭和 30 年 70 歳以上 23,328 人（男 8,090 人、女 15,238 人）を除いている。

（注 3）将来人口推計とは、基準時点までに得られた人口学的データに基づき、それまでの傾向、趨勢を将来に向けて投影するものである。基準時点以降の構造的な変化等により、推計以降に得られる実績や新たな将来推計との間には乖離が生じうるものであり、将来推計人口はこのような実績等を踏まえて定期的に見直すこととしている。

図　高齢化の推移と将来推計

内閣府. "第 1 章　高齢化の状況　第 1 節 1 高齢化の現状と将来像". 令和元年版高齢社会白書（全体版）. 2019. 4.

看護職の意識的・自覚的な取り組みの実現（看護の自立）

当時、日本の看護界では、「看護の自立」「専門職としての看護」「看護の主体性」が課題となり、「看護とは何か」「看護師は何をする専門職なのか」などということがよく議論されていました。看護師の 2 大業務の 1 つの「診療の補助業務」も大事ですが、「療養上の世話」こそ、看護師の専門性が発揮できるのではないかという考えもあり、さまざまな場でそういう視点での取り組みがありました。

病院内の看護とは違った場での訪問看護は、より主体性を発揮できるのではないかという意味合いもあり意識的、自覚的な取り組みにつながったともいえます。（参考：「看護の自立」川嶋みどり著、1977　勁草書房）

Column 「高齢化社会」と「高齢社会」と「超高齢社会」

総人口に対して 65 歳以上の高齢者人口が占める割合を高齢化率といいます。世界保健機構（WHO）や国連の定義によると、高齢化率が 7％を超えた社会を「高齢化社会」、14％を超えた社会を「高齢社会」、21％を超えた社会を「超高齢社会」といいます。

日本の実際	1970 年（昭和 45 年）	「高齢化社会」	高齢化率　7.1％
	1994 年（平成 6 年）	「高齢社会」	高齢化率　14％
	2007 年（平成 19 年）	「超高齢社会」	高齢化率　21％

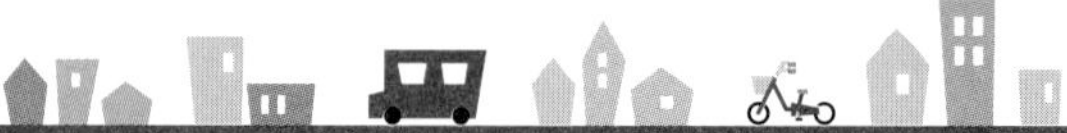

6 西の「堀川病院」、東の「柳原病院」(1970 年頃)

Keyword の概要

医療や介護が必要な状態で退院する患者や、入院ではなく、誰の支援もなく自宅でひっそりと暮らす要介護者に対して、医療・看護の継続を保障するための手段として、訪問看護が始められていきます。医師の往診の歴史は古いのですが、看護師による自宅訪問活動(訪問看護)が開始されたのは、この時期からです。

京都・堀川病院(1974 年　居宅療養部を設置)

訪問看護を最初に始めた病院の1つとして有名な京都の堀川病院では、1950 年に前身である診療所が住民の力でつくられ、1958 年に堀川病院となりました。その中核として実践してきた元院長の早川一光氏の話を紹介します。

堀川病院・早川一光氏の話(参考:『訪問看護と介護』Vol. 11 No. 12 2006)

1950 年代は、飢え、感染、栄養失調、寄生虫に対する医療が中心でした。風呂に入れる環境もなく、井戸や便所も共同でした。赤痢患者が出ると周囲の人びとがみんな感染するという中で、ジフテリアや小児麻痺などで子どもが死んでいく状況があったのです。結核にかかっても、入院はお金のある人しかできない時代でした。結核の治療薬であるストレプトマイシンが開発され、堀川病院の医師は、週 2 回注射のために往診をしていたのです。

検査が必要だと説明しても受診しない患者のもとに出かけていくと、「わかっているけど、働かないと食えん」と言われました。戦後の貧しい時期であり、人びとは食べるために働かざるを得なかったのです。

住民に医療を提供するためには、医療者が出向いていくしかない状況の中、堀川病院の往診は行われていました。早川氏は、訪問看護を制度にするという発想で始めたわけではなかったと振り返ります。往診には看護師も一緒に出かけて行きます。看護師から、この人を風呂に入れてもいいかと相談されると、「じゃあ、そうしてくれ」という形で、看護師の意思を尊重していただけだといいます。しかし、看護師の訪問が収入につながらなかった当時は、病院の内部でも批判の声がありました。早川氏はそれに対し、「何が悪い」「住民がお金を集めたんだから」と、看護師の活動を擁護していました。その結果、看護師が育ってきたのです。

1973 年には、往診とは別に、看護師が意識的に訪問活動を展開するようになり、1974 年には居宅療養部として独立しました。

東京・柳原病院(1977 年　地域看護課を設置)

東京都足立区にある柳原病院では、1960 年代後半に外来の看護師によって、外来を受診できなくなった患者の家の訪問活動を開始しました。その後、東京の東部地域で大規模に行った「寝たきり老人実態調査」の結果から、「外来の空き時間に外来の看護師が訪問する」という取り組みにとどまらず、専門の部署を設けて、「外来看護」とは違った看護の新しい分野として、地域内で暮らす人を対象とした看護活動（訪問看護）が必要だろうということで、専門の部署を設けて、1977 年「地域看護課」を設置しました。

その後、中心的に活動をした筆者（宮崎和加子）が話します。

元柳原病院・宮崎和加子の話

私が看護師になり、柳原病院に就職したとき（1977 年）に、「地域看護課」という訪問看護だけを専門に行う部署を設けて 2 名の看護師が配置されました。このこと自体が当時の日本になかったことで、「外来看護」から独立し、また病院から退院する患者の「継続看護」ではなく、第 3 の看護分野として「訪問看護」を位置づけたのです。それは、当時の総婦長の森藤相子や地域医療の構築に情熱を燃やす増子忠道などの医師集団の先見の明があったからだと思います。

私は、卒後 1 年間は病棟勤務でしたが、2 年目（1978 年）から「地域看護課」に配属になり、教科書もなく指導者も稀薄のまま訪問看護の実践活動を始めました。当時、柳原病院の教育指導担当だった川嶋みどりの指導のもと、在宅療養する寝たきり老人や障がい者、がんの末期の方々への訪問看護を手探りで実践しました。「実践したこと、わかったことを記録し看護界だけでなく広く社会一般に発信せよ」という諸先輩のご指導で、たくさんの著書に書きました。（最初に出版したのは、『地域看護の展望』勁草書房、1980 年）

地域密着の医療機関は、医師による「定期往診」を実施していました。本来の往診という患者からの依頼を受けて往診するということではなく、移動能力・手段がなくなって受診できない患者に対して「定期往診」という形で医療を提供していたのです。その患者たちに対して、看護師が独自の活動を始めていったのです。

私は、その後ずっとこの地域での訪問看護活動を担当し、医療保険での制度化や訪問看護ステーション開設などの動きを実施してきました。

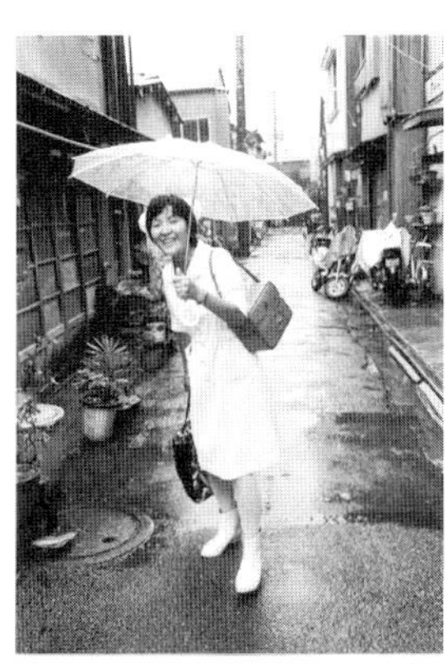

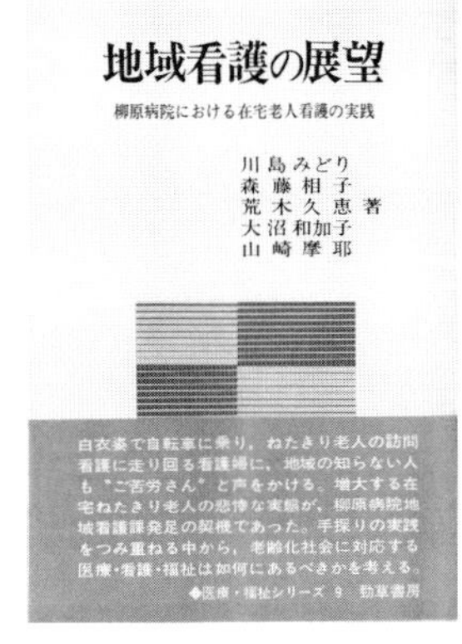

左）地域を訪問する筆者。当時はナース服で訪問していた（1978 年）
右）地域看護の展望―柳原病院における在宅老人看護の実践．勁草　医療・福祉シリーズ〈9〉．勁草書房，1980，256 p．

7 自治体から病院への委託（1970年頃）

Keywordの概要

日本で初めて訪問看護に予算がついたのは、1971年の東京都東村山市です。「東京白十字病院」への委託を行いました。

東京・東村山市・東京白十字病院（1971年）

東村山市による訪問看護委託の始まりは、寝たきり老人の実態調査です。1970年に東京白十字病院の病院長に就任した佐藤智医師の発案で、東村山市は寝たきり老人の実態調査を実施しました。同院のスタッフが調査を行い、費用を市が負担するというものです。医師、看護師、ソーシャルワーカー、リハビリスタッフが参加し、高齢者の状態や生活環境を調査しました。その後にカンファレンスを行い、フォローアップの必要な高齢者については、調査後も無報酬で、同院の看護師が訪問看護を行うようになりました。

そのときの同院の総婦長が島田妙子であり、翌1971年には訪問看護係の婦長も兼任することになります。褥瘡のある人やリハビリで改善すると思われる人などを、調査後のフォローアップとしてボランティア（無報酬）で訪問し、家族とともに高齢者のケアを行う中で、家族がその変化を実感するようになっていきました。

東村山市で訪問看護が予算化されたのは、1971（昭和46）年度の補正予算です。東京白十字病院の訪問看護実践の効果が認められ、市が同院に訪問看護事業を委託するという形で、予算化されました。東京白十字病院に所属している訪問看護師は、同院の患者だけでなく、市内の開業医からの依頼で訪問看護を実施します。それに対して、市が報酬を支払うという形で、訪問看護サービスが住民にとって身近なものになっていったのです。

自治体で補正予算を組んだ１つの背景
東京白十字病院・島田妙子さんの話（参考：『訪問看護と介護』Vol. 11 No.5 2006）

病院でボランティアとして行っていた訪問看護を形にできたのは、市民からの声があったからだと思います。

私たちは「病院から来ました」ではなく、「市役所から来ました」と言って訪問したので、家族の方から「訪問看護が来てくれて助かった」という手紙が市長に届いたそうです。それがきっかけで、市長から福祉事務所に話がいき、訪問看護事業が制度化されました。私たちが宣伝したわけではありません。

全国の自治体へ広がる

東村山市の訪問看護事業は、多くの自治体に広がりました。徐々に学会や雑誌、新聞などで訪問看護の活動が紹介されるようになり、東京白十字病院への研修や見学も多くなりました。

東京都では 1976 年に「訪問看護事業運営要綱」が制定され、訪問看護事業を実施している市区町村に東京都から補助金が支給されることになりました。そして、1983 年の老人保健法の制定までつながります。

Column　医師会委託方式

東京都が 1976 年に「訪問看護事業運営要綱」を制定し、訪問看護を実施している市区町村に補助金を拠出することになったとき、多くの市区町村は非常勤の潜在看護婦を雇用し、この役割を担う方式で実施しました。

その中で、東京都足立区は「医師会委託方式」で実施しました。それは、医師会加入の医療機関（病院・診療所）が行う訪問看護に補助するというやりかたでした。病院・診療所で働く看護婦が、かかりつけの医師と連携しながら訪問看護をするというものでした。

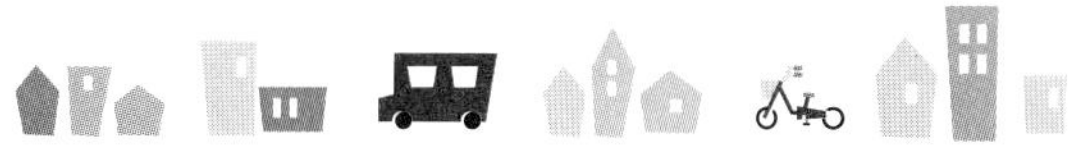

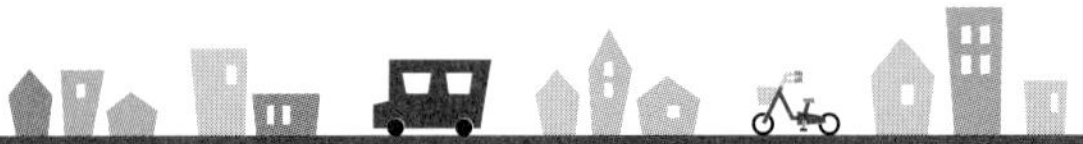

8 自治体による訪問看護事業（1970年代）

Keywordの概要

1970年代、先駆的な自治体での取り組みに端を発して多くの自治体に広がります。東京都が1976年に「訪問看護事業運営要綱」を制定、1978年に厚生省が「在宅老人家庭看護訪問指導事業」を創設し、訪問看護は初めて国の制度として位置づけられるようになります。

東京・世田谷区〜非常勤看護婦を中心とした訪問看護の展開

1976年、東京都では**「訪問看護事業運営要綱」**が制定され、訪問看護を実施している市区町村に補助金が出されることになりました。これにより、多くの自治体に訪問看護は広がりましたが、その実施方法は、非常勤の看護師を雇うというものが多かったです。

東京・世田谷区では、1979年から老人福祉課で「老人訪問看護事業」を実施していました。1983年の**老人保健法施行**に伴い、衛生部で「訪問看護指導事業」として運営されることになりました。

83年当初は、常勤の保健師1名に非常勤の看護師が22名で、利用者は年間200名でした。開始当初は、神経難病など介護の要素が強い利用者が多かったのですが、徐々に医療度の高い利用者が増えていきました。

事業開始2年目に訪問看護の担当となった足立紀子は、訪問看護の質の維持を目指し、非常勤看護師の教育を重視する一方で、常勤保健師を増やすように働きかけました。1995年（足立の退職時）には、看護職、理学療法士（PT）、作業療法士（OT）、言語聴覚士（ST）、歯科医師、栄養士など100人以上の職員が700人以上の患者さんの訪問を担当していました。

1991年より**老人訪問看護制度**がスタートした後、世田谷区の訪問看護指導事業は、1995年に世田谷区社会福祉事業団立訪問看護ステーションに引き継がれました。

医療処置のある患者の受け入れ
東京都世田谷区・足立紀子さんの話（参考：『訪問看護と介護』Vol. 11 No. 11 2006）

今でこそ医療処置を受けている患者が家で療養するのは普通ですが、当時は、バルーンカテーテルが入っているだけでも退院できませんでした。それで「どんな医療処置があっても全部受け入れる努力をしよう」と訪問看護師たちに呼びかけ、24時間対応を目指し、患者・家族の安心のために看護師の自宅の電話番号を教えるなどして対応したといいます。

その後、人工呼吸器を装着している患者をはじめ、医療処置が必要な方も対象となっていきました。当時、自治体の訪問看護指導事業でここまでの体制をとっているところは多くはありませんでした。

Column 保健婦による訪問指導活動（横浜市）

自治体で早期に取り組んだ市の 1 つは横浜市でした。1970 年、72 年に「神奈川県寝たきり老人実態調査」が実施されたことをきっかけに、保健婦による訪問指導活動が拡大されました。1973 年頃から数カ所の保健所で、寝たきり老人への訪問看護が開始されました。保健婦の訪問対象が多様化し、寝たきり老人、難病、心身障害児など看護ケアの継続的な提供が必要な利用者が増えてきたことに伴い、1975 年に横浜市在宅看護職活動事業を開始しました。これは、未就業看護婦の活用を図った横浜市独自の事業であり、事例研究会を実施しながら看護婦の力量を高めていったのです。1983 年の老人保健法施行によって訪問指導事業に引き継がれました。

（参考：『看護学雑誌』Vol.56 No.7 1992.）

東京・新宿区立区民健康センター～常勤看護婦を中心として

東京都新宿区は、自治体として常勤看護師による訪問看護を行ったことで有名です。当時の新宿区医師会会長の「これからは地域医療である」という考えに始まり、新宿区が常勤の訪問看護師を公募し、医師会の検査センターであった新宿区民健康センターに常勤の看護師 2 名が配置されたのは、1974（昭和 49）年です。新津ふみ子と加藤登志子が担当となりました。

当時、訪問看護のモデルはほとんどなかったため、すでに実践していた東京都神経科学総合研究所（現・東京都医学総合研究所）の川村佐和子や京都の堀川病院に学びながら、訪問看護をつくっていったといいます。また、訪問看護の必要性を区や医師会に示したいと思い、当初から企画を立て、調査などを通して報告をしていました。

利用者の確保はどうするか。「訪問看護」を実践しているところも受けたことのある住民もいなかったので、誰もわからないのです。そこで在宅に訪問をしていた家庭奉仕員（ヘルパー）と同行訪問をすることから開始し、一人ひとりについて、どのような医療・看護が必要かというレポートを書いて、医師会に報告したり、区に訪問看護の内容を知らせたりしました。そのうちに、開業医や民生委員、利用者の家族からの紹介で、利用者が増えていきました。当初から対象者を限定していなかったので、重度心身障害の子どもから、知的障害者、労災で生活をしている人、寝たきりの高齢者まで幅広い対象の訪問をしていました。

訪問看護の内容は、褥瘡の処置、摘便などの看護ケアに加え、さまざまな調整も多く、家族の話を聞くこと、医師やヘルパーと上手に付き合うためのアドバイスなども訪問看護の大きな役割でした。その中でも、特に地域の中で「ネットワークとチームワークをつくること」が大きな仕事でした。

新宿区では、東京都が 1976 年に補助金が始まる前から訪問看護を実施していたので、他区のように年齢や状態による対象者の制限はなかったため、利用者の中で該当する事例については申請し、その分の助成金が入るという形で、実践の後にできた制度を使っていました。

その後、「新宿区区民健康センター訪問看護ステーション」に変更します。

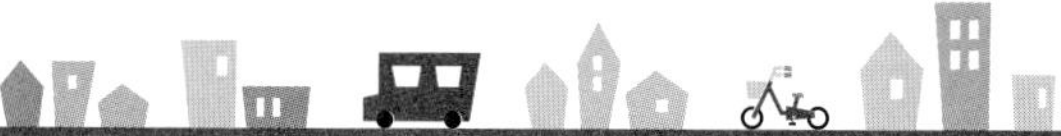

9 大学病院からの訪問看護（1970～80年代）

Keywordの概要

地域の病院だけでなく、大学病院でも同時期に訪問看護が始まりました。日本大学医学部附属板橋病院と北里大学東病院はその先駆けです。

日本大学医学部附属板橋病院（1975年、訪問看護を開始）

大病院からの訪問看護の先駆けである日本大学医学部附属板橋病院では、1975年に訪問看護を開始しました。その特徴は、大学病院を退院した患者への継続看護の意味合いが大きい訪問看護という点です。近隣に住む患者ばかりではないため、訪問先は病院の沿線だけでなく、千葉県まで広がることもあったといいます。

同院で訪問看護を始めたのは、季羽倭文子（きばしずこ）です。看護学校の教員をしながら、イギリスで訪問看護を学び帰国した季羽に、当時の同院院長が病院に戻ることを勧めました。そこで季羽は、訪問看護を行うことを希望し、同院から看護師が訪問を行うことになったのです。

はじめは、季羽が自分で各病棟を回り、退院する患者で訪問をしたほうが良いと思われるケースを選定して、訪問看護を行っていました。そのうち、医師からの依頼もくるようになったといいます。脳梗塞・がん・糖尿病・肝硬変の患者など、対象は全科にわたっていました。まだリハビリへの関心が高くない時代でしたが、リハビリを行い、状態が改善するなどの効果もあげていました。また、家族への介護指導にも力を入れていました。

イギリスでの訪問看護の教育を受け、日本に訪問看護・ホスピスケアを紹介した季羽は、日本の訪問看護にとって欠かせない存在です。季羽はその後、1981年より日本看護協会の常任理事となり、訪問看護開発室の立ち上げ室長として日本の訪問看護の推進役を担います。

Column イギリス・アメリカの訪問看護

季羽は、自身が学び体験したイギリスとアメリカの訪問看護事情を、雑誌『看護技術』（メヂカルフレンド社. 1976）に連載で紹介しました。日本で初めて海外での訪問看護事情を紹介したもので画期的で、この記事を読んで訪問看護に対して目を開いた看護職は多数存在しました。

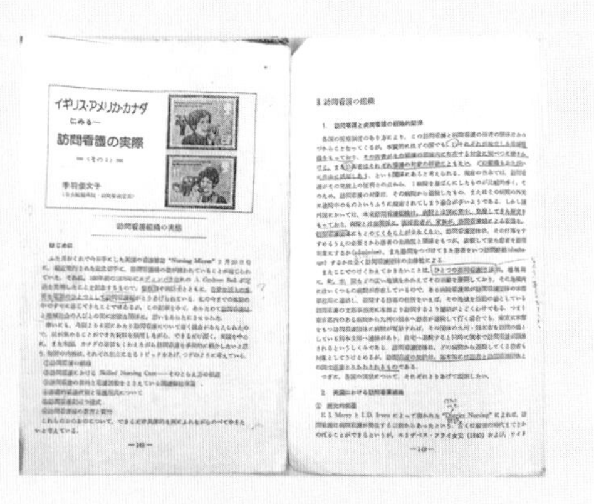

イギリス・アメリカ・カナダ
にみる―
訪問看護の実際
季羽倭文子

雑誌『看護技術』
メヂカルフレンド社. 1976.

北里大学東病院（1986 年、開院と同時に訪問看護を開始）

北里東病院で訪問看護を始めたのは、同院が開院された 1986 年です。北里大学東病院は、地域と密着した医療活動の展開を目指して、急性期を脱出した慢性疾患患者を対象とした３つのセンター（消化器疾患治療センター、慢性疾患・難治疾患治療センター、精神神経疾患治療センター）を柱として開院されました。訪問看護を行っていたのは、「総合相談部」です。

「総合相談部」は、相談業務、デイホスピタル、訪問医療を３大業務としており、看護職による訪問看護は、その中の訪問医療の一部として開始されました。

「総合相談部」に所属する看護職は、1990 年度には常時約 30 名、年間約 100 名の対象者を援助していました。対象は、神経難病や脳血管障害、消化器系のがん末期から精神疾患患者など、東病院の３つのセンター全般の患者で、訪問看護は病棟から退院する患者のための継続看護から始まりました。医療ニーズの高い患者が多く、約８割の対象者が医療器具を装着していました。

しかし、医師の往診は原則として人工呼吸器装着の患者以外はしないことになっていたので、退院後に在宅療養を続けていたとしても、看取りは難しい状況であったといいます。訪問回数はターミナルの患者でも、週に１回程度だったとのことです。

開院当時「総合相談部」の看護師長・遠藤信子氏の話
（参考：『訪問看護と介護』Vol.12　No.7　2007）

東病院に総合相談部ができた背景には、神経難病や精神科の治療というのは、医師１人では成り立たないと知っている医師の存在も大きかったですね。診断や治療をしたあとのフォローをどうすればいいのか、そこまで考えた医療をやるべきだ、という構想をもった医師の「そのためにはチームワークが大事だ」という考えのもとで総合相談部ができ、訪問医療・訪問看護も始まりました。

総合相談部で中心的な存在はソーシャルワーカーと看護職。そして医師、栄養士、臨床工学技師という混成チームでした。普通は職種って縦割りでしょう？　その点総合相談部は画期的な組織だったと思います。

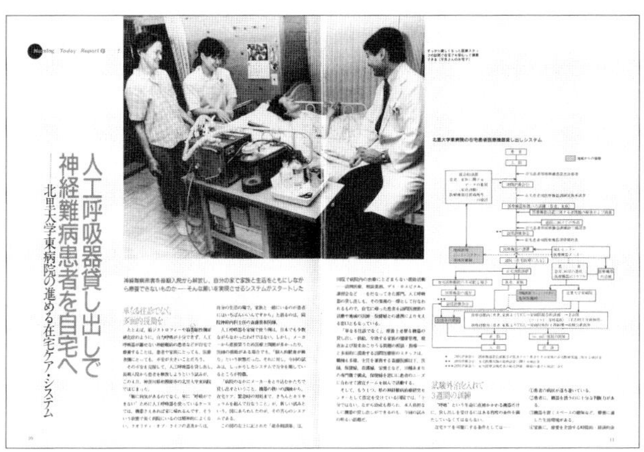

人工呼吸器貸し出して神経難病患者を自宅へ

北里大学東病院の進める在宅ケア・システム

北里大学東病院「総合相談部」が行う、在宅ケア・システムが雑誌で紹介された。

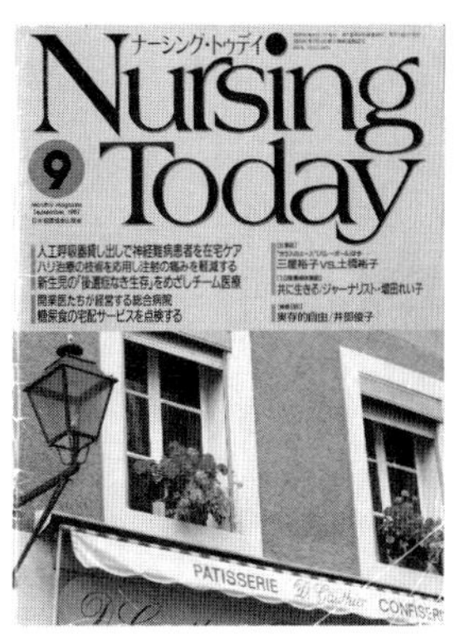

雑誌『ナーシング・トゥデイ』2(9).
日本看護協会出版会. 1987.

10 難病患者への訪問看護（1971年～）

Keywordの概要

東京都府中市にある都立府中病院は実践だけでなく、研究・教育と幅広く難病患者への訪問看護を実施しました。

東京都立府中病院（1971年からの活動）

もともと結核病院としてつくられた都立府中病院は、一般病院化され、1965（昭和40）年には神経内科が独立し、その後、美濃部亮吉都知事の福祉施策として「難病」が取り上げられました。1970年、「神経難病医療センター」設置運動が起こり、その成果として都立府中病院を中心とした府中キャンパスに、東京都立府中療育センター（福祉施設）、東京都神経科学総合研究所（神経研、現・東京都医学総合研究所）、東京都立神経病院（専門病院）が設置されることになったのです。神経研と神経病院とが隣接され、以後、都立府中病院は、神経難病の患者への訪問看護や研究事業を進める推進役となっていきました。

医師と連携して活動

難病の訪問看護の推進役を担ったのは、川村佐和子です。川村が都立府中病院に勤務し始めたのは1971（昭和46）年で、当時はまだ、病院から看護師が訪問に出ることに対して地域の医師会の受け入れはよくはありませんでした。そこで、地域の開業医と一緒に患者に関わっていけるように医師会と連絡を取りながら、病院からの訪問活動を始めていきました。また、府中病院で難病の治療看護研究班をつくり、その班の中に地域の医師会からも入ってもらうという形で連携を強めていったといいます。看護師だけによる訪問活動ではなく、医師も往診に出向き、在宅で医療を行うスタイルで実践することが大切で、府中病院では「在宅診療」と呼びました。

実際の訪問活動

最初は、80人の患者に対して医師と看護師と、医療ソーシャルワーカー（MSW）と理学療法士（PT）または作業療法士（OT）、それに運転手がつくという予算組みで始めました。それは、すべての患者に月に1回ずつ誰かが訪問するという計画でしたが、実際に始めると毎週チューブ交換の必要な患者や、合併症があり、すぐに訪問する必要のある患者も多く、退院直後は在宅で落ち着くまでは複数回の訪問をする必要が出てきました。徐々に訪問が増え、車1台では間に合わず、タクシーを利用することや非常勤の看護職を雇用して、訪問看護を行うようになっていきました。

神経病院の対象者の内、65歳以上の高齢者は6～7割、小児は筋ジストロフィーの患者を入れると２割程度でした。専門病院であるため神経難病の患者は当然多かったのですが、年齢や疾患で区切らず、幅広い患者へ訪問看護を提供していました。

Column　川村佐和子の活動（参考：『訪問看護と介護』Vol.11 No.8 2006）

◆ 埼玉県・中島病院でのスモン患者への訪問看護

埼玉県にある中島病院では、1960年代に全国で発症したスモン（亜急性脊髄視神経末梢神経症）の治療や疫学的な調査に取り組んでいました。当時、東京大学医学部保健学科疫学教室から中島病院に出向していた川村佐和子は、「何とか家に帰したいが、何かアイデアはないか」という医師からの相談に応じる形で、訪問を始めることになりました。スモン患者への訪問だけでなく、末期がんの患者や慢性疾患をもつ患者への訪問看護を行うようになっていきました。

◆ 教育・研修など

当時の川村は、東京都立府中病院、東京都神経科学総合研究所、東京都立神経病院の仕事を兼務しており、府中看護学校と療育センターの看護部の研修も担っていました。他の主要な立場の人も皆、兼任という形をとっていたため、全体が一体化して動いていたといいます。

現場で働く保健師を対象とした学習会や、訪問看護の見学者の受け入れなども行い、実践者への支援や教育の面でも大きな力となりました。

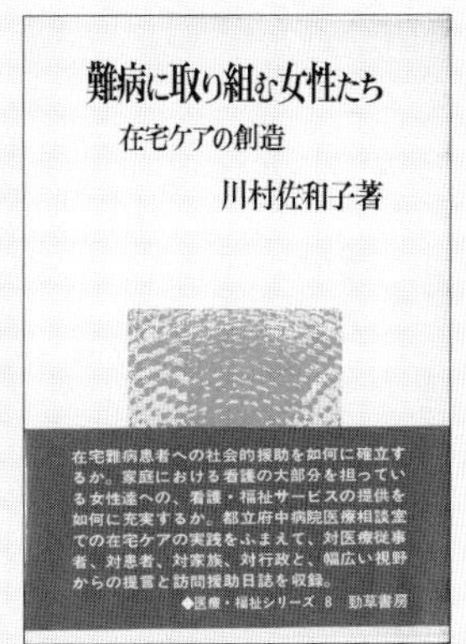

日本で初めて訪問看護に関する本

難病に取り組む女性たち―在宅ケアの創造. 勁草　医療・福祉シリーズ <8>. 勁草書房, 1979, 252p.

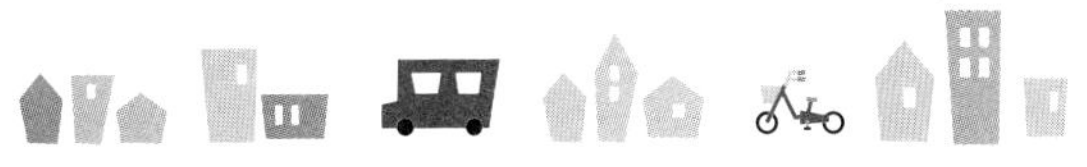

11 看護協会による訪問看護の取り組み (1970年代)

Keyword の概要

日本看護協会は訪問看護にかかわる診療報酬改定への要望を出すなど、訪問看護の制度化に向けた提言を国に対して行ってきました。それを受け、各県の看護協会も独自に訪問看護事業に取り組んできました。

日本看護協会の訪問看護事業の制度化に向けた動き

日本看護協会での訪問看護活動への取り組みは多様に行われてきました。

例えば、1970年代は、1975年には、「看護白書」に訪問看護事業の制度化の必要性を述べ、1976年には診療報酬改定に「訪問看護料」の新設を要望しました。

1980年代では、1981年に「ねたきり老人訪問看護事業の実態調査」を行い、「全国市町村ねたきり老人訪問看護事業実施状況調査結果及び訪問看護実施市町村一覧」(1982年6月) としてまとめました。この調査から、全国市町村の約1/10の330市町村が訪問看護事業を実施していること、しかしそれぞれの市町村では、要員確保や職員研修の整備、また医師会との関係などに苦慮していることがわかりました。

1982年に、当協会内に「訪問看護プロジェクト」を設置し、本格的な取り組みが始まりました。訪問看護についての正しい認識を広める必要性から「訪問看護～どういうひとにどんなことを」というパンフレットをつくり全国の市町村や保健所、関連団体に配布しました。また、1985年には「病院・診療所からの訪問看護～どういうひとにどんなことを」を作成しました。

「訪問看護開発室」設置

1985年の当会の通常総会で、日本看護協会普及開発部に「訪問看護開発室」を設置することが承認されました。担当する事業としては、訪問看護実践者の育成や訪問看護システム作りへの相談・助言です。

その後、1988年に県の看護協会が「訪問看護婦養成講習会 (20日間) を開始すること、1990年には、「訪問看護教育カリキュラム」作成、モデル事業の取り組みなどを実施しました。同時に、各県の看護協会が独自に訪問看護事業に取り組んできました。

「財団法人訪問看護振興財団 (当時)」設立へ

訪問看護の必要性に応じるための専門的な団体をつくることを検討し、1993年の日本看護協会総会で「(仮) 訪問看護協会設立」が提案され、設立準備室が設置されました。そして、1994年の通常総会で設立基金5億円が承認され、12月に「財団法人日本訪問看護振興財団」が設立しました。(「訪問看護のあゆみ－日本訪問看護財団20週年記念」参照)

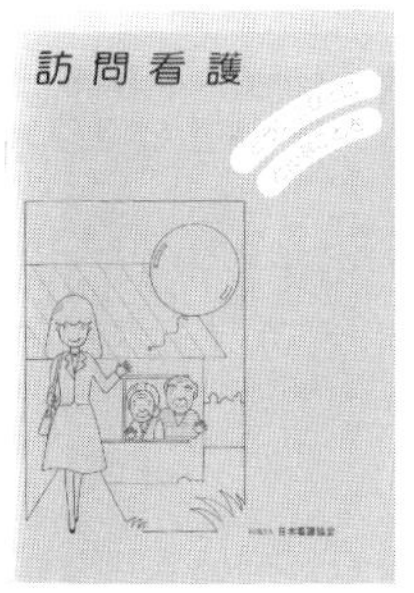

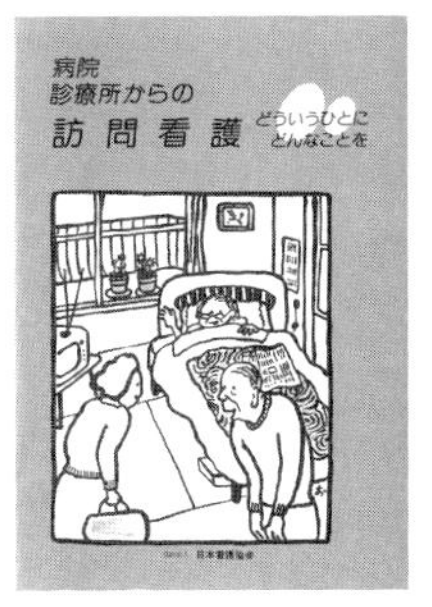

訪問看護普及のためのパンフレット
左　訪問看護：どういうひとに　どんなことを．1983 年．
右　病院・診療からの訪問看護：どういうひとに　どんなことを．1985 年．

県の看護協会の活動〜山梨県看護協会

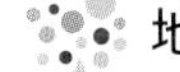

地域訪問看護事業検討委員会の設置

看護職能団体である看護協会が、訪問看護に取り組んだ県がありました。山梨県看護協会では、1977 年に地域訪問看護事業検討委員会を設置し、実施のための準備を開始しました。検討委員会の委員長であった望月弘子は、病院・保健所・市町村・行政・教育の各分野で活動していた看護職 10 名に声をかけ、検討委員会を立ち上げました。

委員会では、地域における訪問看護の有効性・可能性の検討と、家族に負担をかけずに看護環境を提供する方法を探ることを目的とし、対象者の把握、訪問看護体制の検討、看護要員の確保、看護要員の教育計画、関係機関との連携についての検討を進めました。

1977 年から 79 年にかけ、訪問看護対象者を把握するための調査を行いました。まず「3 カ月以上寝たきりの在宅療養者で介護を要する者」を把握するため、関係機関に趣意書を持参し、調査協力を依頼しました。そこで把握した対象者に、アンケートを郵送し、治療の有無、寝たきりの期間、介護者の有無、訪問看護の希望の有無などの回答をお願いしました。そして、訪問看護を希望すると回答した 139 名の対象者に、保健婦と看護婦がペアで訪問面接調査と看護・保健指導を実施し、医師の指示が必要な場合は、市町村保健婦が受けることにしました。

その結果、介護者が高齢であることや、健康問題への対策として、主治医と訪問による指導の必要性が確認され、また、清潔ケアやリハビリテーションなどの条件が満たされていないことが実態として把握されました。さらに、保健婦と看護婦がペアで訪問することにより、両者がお互いにないものに気づき、認め合うことにもなりました。

訪問看護の取り組み

1979 年当時、山梨県内ではすでにいくつかの医療機関や自治体による訪問看護が開始されていました。退院患者を対象に、医師・看護婦・ケースワーカーでチームでの在宅医療や機能訓練を中心とした訪問活動などです。また、1975 年には甲府市が訪問看護制度を採用し、12 名の看護婦を委嘱し、甲府市内で訪問看護を実施していました。

そんな中、山梨県看護協会では、「いつでも、どこでも、誰もが」快適な療養生活が送れるように、県下全域で訪問看護を展開することを検討し、1979 年に県知事に訪問看護の制度化に対する要望書を提出しました。そして、1980 年 4 月から、2 カ所のモデル市町を指定し、訪問看護活動を開始します。これは、実施主体を市町村として、県の補助事業として始め、補助期限を 3 年として市町村独自の事業に定着させるものでした。

⑫ 全国ホームケア研究会（1977 年）

Keyword の概要

1970 年代に、全国各地で自発的に始まった訪問看護の実践の動きに、看護界の有力な有志たちが、1977 年 11 月 26 日に「全国ホームケア研究会」を立ち上げました。同時期に「東京ホームケア研究会」も立ち上がり、訪問看護の横の交流が広まっていきます。

全国ホームケア研究会

当会の設立目的は以下のように記されています。

1. 日本の保健医療サービスの中にホームケアサービスを位置づけ、体系化をはかる。
2. ホームケア技術およびそれを担う人材の開発、普及をはかり、ホームケアサービスの質的向上をめざす。
3. ホームケアサービスの普及、発展のための PR 活動をする。

また、設立趣意書を以下に引用します。

全国ホームケア研究会の設立趣意書

保健医療サービスは、病院、診療所など施設においてのみならず、とりわけ今日、長期在宅療養者、さまざまな障害をもつ人々などはもちろんのこと、軽微症状を持つ人々、健康な人々についても、家庭で行われる専門的援助サービスの必要性があり、またその要求が高まっています。

しかるにわが国では、保健医療専門職によるこのような援助サービスはきわめて不十分である。また施設における援助サービスと家庭におけるものとの間に、継続性がないことも大きな問題である。たとえば、施設退所時、専門的援助の必要性を残しているにもかかわらず、退所とともに援助が得られなくなったり、入所前の援助がないために健康問題をこじらせてしまうことも多い。

ホームケアは、家庭においてもこのような専門的援助サービスを充実しようとするものであ

全国ホームケア研究会世話人

代表	小林冨美栄（千葉大学看護学部）	
副代表	季羽倭文子（日大板橋病院訪問看護室）	島田　妙子（東京白十字病院）
世話人	岩下　清子（日本看護協会調査研究部）	奥川　幸子（都立養育院附属病院）
	金井　竹子（中野区役所老人福祉課）	川嶋みどり（東京看護学セミナー）
	新津フミ子（新宿区区民健康センター）	久常　節子（国立公衆衛生院）
	最上キクエ（東京都福生保健所）	宗像　恒次（国立精神衛生研究所）

る。その援助は「人々の家庭および家庭的な集団の健康生活を、その人たちにとって身近なやり方で支援し、それを通して自らが個人的、集団的に健康問題の解決をはかり、健康観をはぐくめるよう貢献しようとする」ものである。

本研究会は、このようなホームケアサービスの普及、発展をめざして、研究的に、組織的に努力しようとするものである。

同会の主な活動

実践報告会開催

「訪問看護」といっても、その実践内容はまちまちです。どういう目的で、どういう対象に、どのように実施しているのかなど、全国の先進実践例の報告会などを企画しました。情報共有の機会・手段が少ない時代だったので、これはとても貴重な場でした。また、訪問看護実践者たちの交流にもなりました。

全国調査の実施

1980 年に、全国で初めての訪問看護の実態調査を実施しました。調査対象は、第一次調査は、全国の 100 床以上の一般病院（2,488 カ所、厚生省、文部省立は除く）、第二次調査は全日本民主医療機関連合会加盟の病院・診療所（354 カ所）です。その結果、157 カ所の医療機関で訪問看護を実施しているという結果が出ました。

東京ホームケア研究会

全国ホームケア研究会とほぼ同時期に「東京ホームケア研究会」が発足しました。世話人を担ったのは、新宿区区民健康センターで訪問看護に従事していたメンバー（新津フミ子、加藤登志子、横田喜久恵、山崎摩耶、猪飼陌子など）です。毎月の定例会に東京周辺の訪問看護関係者や保健所の保健師、研究者などが集まり、事例検討会や勉強会を実施していました。毎回 10 人程度が集まり、特に事例検討を通して活発な討論をしていました。

特に、病院と訪問看護の連携などについて議論し、その内容を看護雑誌に掲載したり、あるいは学会で発表を行ったりしました。さらに『退院患者の継続看護』として本にまとめました。

定例会終了後の懇親会では、まだ訪問看護が制度として認められておらず、ましてや訪問看護ステーションは影すら見えない時期（1980 年ころ）ですが、こんな討論を行っていました。

「医療機関や自治体の訪問看護の延長線上ではなく、医師からも半ば独立した形で実施できるようにしないとね」「看護師が独立してやっていけるかしら」「病院や診療所の訪問看護を充実する方向がいいんじゃないの」「それはダメよ。看護として独立しないといけないよ」「日本の訪問看護の将来は？」「どういうやり方（制度）がいいかしらね」「制度を作っていかなくてはね」

この研究会の中心になっていたのは団塊の世代の看護職。新しい実践を通して、制度を作り上げていこういう意気込みとアイデアで盛り上がっていました。

13 開業ナースの誕生（1980年代）

Keywordの概要

1980年代、看護師が自ら訪問看護事業を立ち上げ、会社を設立し始めました。

開業ナース第一号はボランティアから発足

看護師として日本で始めて「在宅ナース」として開業したのは、村松静子（せいこ）です。訪問看護制度ができる前から看護職が独立して全額自費での訪問（在宅）看護を実施してきました。はじめはボランティアで、その後会社を設立し独自の役割を果たしています。

ボランティアの会「在宅ケア保障会」設立（1983年）

村松は日本赤十字社医療センターICU初代看護師長でした。ある医療ニーズの高い患者が2年の入院生活の後に転院を勧められましたが、自宅への退院を希望し、村松に助けを求めたのです。村松は、同センターの看護師に呼びかけ、1983年にボランティアの組織として「在宅ケア保障会」を設立し、メンバーが交代で継続的な在宅生活支援を行っていました。

有限会社「在宅看護研究センター」設立（1986年）

日常の仕事の合間に訪問看護を行っているだけでは限界があり、1986年に4名の看護師で有限会社「在宅看護研究センター」を設立しました。「在宅看護」という名称については、自宅への訪問にこだわっているのではなく、長期間滞在看護や海外旅行に付き添ったりもするということから「在宅」としました。

会社設立のきっかけとなったのは、前年に作家の遠藤周作氏と知り合ったことであったといいます。村松たちのボランティアの訪問活動を知り、それは社会的に素晴らしいことだと評価し、「そういう大事な活動は無償のボランティアではいけない」とバックアップしてくれるところを紹介してくれたことで実現しました。

LLP（有限責任事業組合）設立（2006年）

その後、職員の身分保障などを考慮し、1992年には「日本在宅看護システム株式会社」を独立させ、さらに1995年には「看護コンサルタント有限会社」を設立し、コンサルタントや研修事業も開始しました。2006年にはこれらの会社などを統合してLLP（有限責任事業組合）を設立し、開業ナースの研修や支援活動を行っています。

介護保険が施行されてからは、医療保険・介護保険と自費の2本立てで訪問看護を行っています。

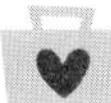

訪問看護制度創設への影響

村松たちが実践していた医療保険とは別に、有料の訪問看護サービスは、1991 年の老人訪問看護制度創設に影響していました。厚生労働省の担当官は以下のように記述しています。

「……当時（1987 年）の訪問看護（医療機関の）は、診療報酬単価も極めて低く、採算には合わず、継続して事業を行うことは困難であった。志のある医療機関のみが実施していたのである。また、村松静子さん（在宅看護研究センター代表）などが医療保険制度とは別に独自に実施していた。このような事情から、今後の高齢化社会を見据えれば、病棟勤務の看護師とは別の独立した訪問看護を創設し、利用期間の制限を撤廃し、適正な報酬で、地域の事業所から継続して訪問看護を受けられるようにすることが急務であった。……」（2015 年当時、厚生労働省保険局長　唐澤剛「訪問看護のあゆみ―日本訪問看護財団 20 周年記念」より抜粋）

開業ナースの育成

村松は実践だけでなく、開業ナースの育成にも旺盛に取り組んできました。全国に影響を受けて、開業ナースとして活躍している看護職がたくさんいます。

Column　村松静子の一貫したモットー

村松静子は、在宅看護について、「必要な時に　必要な看護を　必要なだけ」というモットーを貫いていました。サービス提供形態は多様で、時間解約の訪問、24 時間付き添い、旅行付き添いなどあらゆるニーズに応えるようにしたのです。

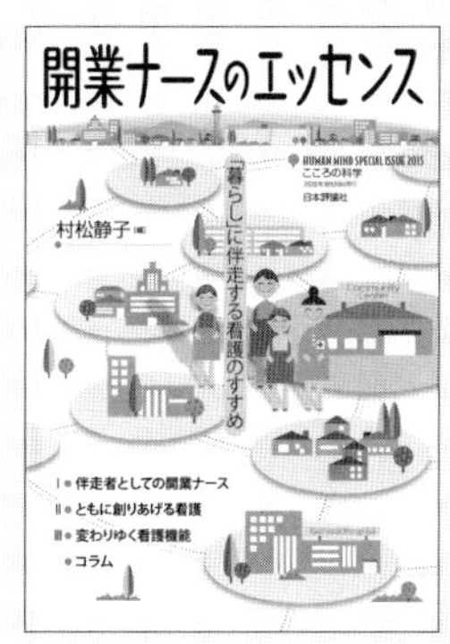

開業ナースのエッセンス―「暮らし」に伴走する看護のすすめ．日本評論社，2015，152p（こころの科学）．

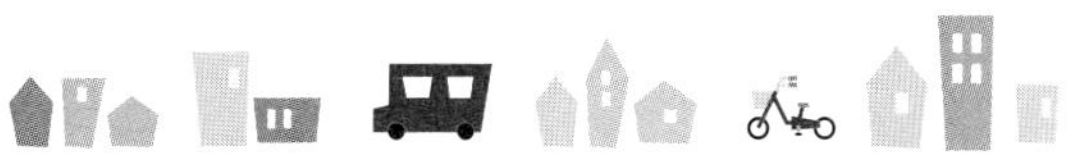

⑭「在宅老人家庭看護訪問指導事業」の始まり（1978 年）

Keyword の概要

1978 年、訪問看護が国の制度において位置付けられ、「在宅老人家庭看護訪問指導事業」が始まりました。

「在宅老人家庭看護訪問指導事業」に至る背景

この制度に先駆けて、東京の東村山市では 1971 年に東京白十字病院に委託する形で訪問看護を始めています。こうした訪問看護事業はやがて他の自治体にも広がり、東京都は 1976 年に「訪問看護事業運営要綱」を制定しました。この要項には、訪問看護を実施している市町村に、都が補助金を出すことが記載されています。その 2 年後、1978（昭和 53）年に厚生省が「在宅老人家庭看護訪問指導事業」を創設したことで、訪問看護は初めて国の制度として位置づけられるようになったのです。

「在宅老人家庭看護訪問指導事業」の主な特徴

当制度の特徴は以下の 5 点です。

①直接ケアでなく訪問「指導」

比較的状態の安定している在宅高齢者と介護している家族に対して、直接看護ケアを提供するというより、介護・看護の方法を「指導」するというものでした。

②療養上の世話に限定

訪問看護指導の主な内容は、入浴介助や清拭など療養上の世話のみに限定され、医療処置などは行いませんでした。医師会との関係から、血圧測定さえ実施してはいけないという市町村もありました。

③訪問は月 1 ～ 2 回まで

事業の目的があくまで「指導」ということだったことや予算上の問題から、月 2 回という制限になったと推測されます。現在の訪問看護のように週単位や日単位で訪問し、直接ケアを行うことは制度の対象とされていませんでした。

④潜在看護師を活用

当制度は、結婚や出産などで退職した潜在看護師を活用することを想定しており、非常勤・契約雇用の形で行政の委託を受けた看護師が訪問を行っていました。

⑤保健所や行政の看護職の指揮下

訪問看護師は、保健所や行政の看護師・保健師の指導のもとに雇用されており、報告や相談は保健師に行っていました。そのため多くの場合、病状の変化について主治医と直接連絡する仕組みにはなっていませんでした。

潜在看護師活用の背景

当制度において、現役の看護婦ではなく潜在看護婦の活用がうたわれたのは、同時期に行われた、病棟の看護職員を増員するための制度改正が一因となっています。これにより、当時全国的に病院の看護職員の不足が問題となっていたため、訪問指導事業が設置されるにあたっては病院で働く看護婦の獲得と競合しないよう、潜在看護師の活用がうたわれたのでした。

当制度の主な課題

この事業は、国の制度として全国 3,300 カ所（当時）の自治体（市町村）で実施されるようになり、広がっていきましたが、以下のような課題がありました。

①対象者が限定されていた

介護する家族への指導が中心であったために、家族がいない一人暮らしの人や日中は家族が仕事などで留守になる場合などは対象になりにくくなっていました。

②医療的なケアができない

③必要な頻度の訪問ができない

例えば、褥瘡のある対象者には、その変化をみながらの適時・適切な看護ケアが必要でも、医療処置を行うことが想定されていなかったため、月 1 ～ 2 回しか訪問が認められていませんでした。

④看護師の雇用条件が不安定

⑤主治医と直接相談などができない

⑥申請から訪問までに時間がかかった

行政の「措置」制度だったため、申請から訪問に至るまでに 1 カ月ほどかかっていました。

Column　在宅福祉推進の 1 つの政策・制度

このころ福祉の分野では、それまで重視されていた施設よりも、在宅での福祉の重要性が高まりつつありました。そして訪問看護と同様に、地方公共団体の先駆的な動きを受ける形で、1980 年頃からその充実が図られるようになっていきます。通所介護（デイサービス）、短期入所生活介護（ショートステイ）は、この時期に制度化されました。訪問介護（ホームヘルプサービス）は従来から行われていましたが、1982 年に利用条件が変更になり、利用可能な世帯が広げられました。

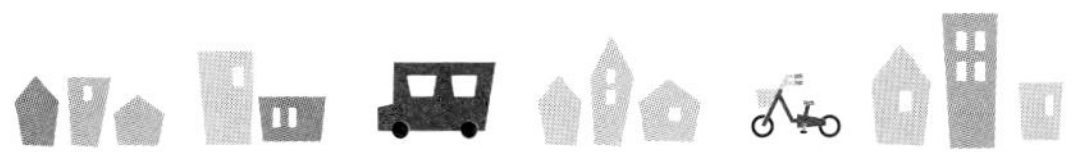

15 老人保健法と訪問看護（1983年）

Keywordの概要

「老人保健法」と訪問看護は密接な関係で進んできました。老人保健法スタートの時点で、医療保険（診療報酬）での訪問看護（名称は「退院患者継続看護・指導料」）と市町村で老人保健事業の訪問指導が始まり、その後、老人保健法の改定の度に訪問看護制度が改善されていきました。

老人保健法の制定の経緯と特徴

「老人保健法」は、高齢者の医療費の負担の公平化と、壮年期からの総合的な保健対策により高齢者の健康の確保を目指すものとして1982年に制定、翌年の1983（昭和58）年に施行されました。

それまで、75歳以上の高齢者（寝たきり等の場合65歳以上）は、1973年に導入された**「老人医療費支給制度」**により、自己負担分が公費から支給されていました。この制度によって高齢者は経済的な心配をすることなく医療を受診できるようになりました、一方で、過剰な受診による高齢者の「薬漬け」、家庭や福祉施設に受け皿がないことによる「社会的入院」などの問題も指摘されるようになっていました。

また、1970年に7.1％だった高齢化率が1980年には9.1％に上昇したこともあり、老人医療費は著しく増加し、市町村の財政を圧迫するようになっていました。「老人保健法」は、70歳以上（寝たきり等の場合65歳以上）の高齢者が受診する際に定額を負担することを導入し、それによって高齢者の過剰な受診を抑制するとともに、世代間の負担の公平化を図ることを目指したものです。

また、高齢者の治療に偏っていた状況を変えるため、40歳以上の住民を対象に予防から治療、リハビリテーション、在宅療養に至る総合的な保健医療サービスの提供を目指すことも盛り込まれました。（参考：平成12年版厚生白書）

老人保健法の改定による訪問看護をめぐる状況の変化

1983年　老人保健法施行　「退院患者継続看護・指導料」

診療報酬の中で訪問看護が「**退院患者継続看護・指導料**100点（1,000円）」という形で認められました。対象者が限定されたことや訪問回数・期間の制限は多かったのですが、患者宅への看護の訪問が認められたのです。

1984年に「寝たきり老人訪問看護・指導料　250点」として改定されました。

1986 年　老人保健法改定　「在宅医療」の基盤

当改定により、医療施設と地域とを結ぶ中間施設として老人保健施設が創設されました。また、この年には社会福祉士、介護福祉士も制定されています。

医療保険においても同年に新設された**「寝たきり老人訪問診療料」**に加え、寝たきり老人以外を対象とした**「在宅患者訪問診療料」**が新設され、点数も大幅に引き上げられました。訪問診療料や往診料も大幅な加算がなされました。

この年の診療報酬の改定から**「在宅医療」**が独立した部門として再編されており、ここで在宅医療の基盤ができたといわれています。

1988 年　診療報酬改定　「在宅患者訪問看護・指導料」の新設

診療報酬における「在宅医療」重視の流れや、老人保健法の施行といった医療政策の流れを踏まえ、診療報酬上「退院患者継続看護・指導料」として出発した訪問看護は、当年の改定で「**在宅患者訪問看護・指導料**　230 点」として改めて新設されました。

これにより、入院経験の有無を問わず、3 カ月以内という期限の制限もなく、老人だけでなく若い人にも訪問看護を行えるようになりました。

1990 年　老人保健法改定　報酬引き上げなど大きな変化

1990 年の診療報酬改定において「在宅患者訪問看護・指導料」が 230 点から 360 点に、「寝たきり老人訪問看護・指導料」が 250 点から 380 点へと大幅な報酬の引き上げが行われました。また、「**退院前訪問指導料**　300 点」、「**退院患者継続訪問指導料（老人）**　300 点」が新設されました。しかし、「（寝たきり老人）訪問看護・指導料」は訪問時間の制限や訪問の内容、訪問できる条件などの設定がなされておらず、自由に実践できる反面、訪問看護を行う実施主体によって看護の質にばらつきが生じたという側面もありました。

訪問看護は 1978 年から「訪問指導」として全国的な制度となり（→ p112）、1983 年からは「継続看護」、1988 年からは「訪問看護」として診療報酬でも認められるようになりました。しかし増大する在宅の寝たきり老人とその家族を支援するには頻度や内容が不十分で、報酬も低かったため、全国的な広がりには至りませんでした。

この後、1991 年の老人保健法改正により「**老人訪問看護制度**」が新設され、「訪問看護ステーション」開設につながっていきます（→ p118）。

Column　高齢社会に向けた 1990 年前後の国の施策

1990 年前後は、急速な高齢社会の到来に向けて、保健・医療・福祉をめぐる政策が大きく変化する時期でした。1989 年に厚生（現・厚生労働省）、大蔵、自治（2001 年、総務省に統合）3 大臣の合意により「高齢者保健福祉推進十カ年戦略」（ゴールドプラン）を策定し、1999（平成 11）年度までに整備すべき保健・福祉サービスの内容や人員等の具体的な方針を打ち出します。また、1990 年には老人福祉法が改正され、1991 年には老人保健法が改正されました。これらの 3 つの施策は一体のものであり、高齢者の総合的な保健・医療・福祉サービスの充実を図ることを目的としていました。

16 訪問看護の診療報酬点数化（1983年）

Keywordの概要

1983年、医療機関の外に看護師が出向いて看護することに、初めて報酬が設定されました。つまりお金が支払われるということです。しかし、「退院患者継続看護・指導料」という名称でした。その後、1988年に「寝たきり老人訪問看護・指導料」に変わり、はじめて「訪問看護」が診療報酬に登場しました。はじめは少額でしたが徐々にアップしていきました。

「退院患者継続看護・指導料」の新設

訪問看護が診療報酬上（医療保険）で初めて評価されたのは1983年です。前項（→p114）で触れたように「老人保健法」によって制定されました。名称は**「退院患者継続看護・指導料」**、報酬は100点（1点＝10円）、つまり1回の訪問看護で1,000円ということです。

ただし「退院患者継続看護・指導料」には条件があり、①1カ月以上の入院をした高齢者が対象で、②退院後3カ月以内に、③1カ月に2回までの訪問についてのみでした。このように条件が限られたものでしたが、訪問看護が診療報酬上で初めて評価された「第一歩」としての意義は大きいといえます。

「退院患者継続看護・指導料」新設時の状況

1980年代は、医療政策が大きく転換した時期です。まず、1981年の診療報酬改定では、医療費の増大を背景に薬価が大幅に引き下げられました。同時にこの改定では**「プライマリケアの充実」**がうたわれており、往診料の報酬が増額されるとともに、複数の病院を受診する傾向に対して**「かかりつけ医」**をもつことが奨励されました。

1983年の診療報酬改定では、改定内容の特徴として「長期入院の是正」「在宅医療への転換、日常生活についての指導を重視」することがあげられています。具体的には、訪問看護に対して「退院患者継続看護・指導料　100点」が新設され、入院施設にも「退院時指導料　100点」が新設されました。そのため、この年の改定は医療政策としての「在宅医療推進の始まり」といわれています。

翌1984年の改定では**「在宅医療の促進と入院期間の適正化」**がうたわれ、その次の改定が行われた1985年には、初めて**「在宅医療の推進」**という言葉が用いられました。この改定では、酸素療法や中心静脈栄養法を在宅で行う際に、医療機関が**「指導管理料」**を得ることが認められました。

1986年になると「在宅医療の推進」が改定の第一番目にあげられ、不定期に行われる「往診」ではなく定期的な往診として**「訪問診療」**という概念が、高齢者を対象として導入されました。

このように、施設の中での医療に限らず、施設の外で医療を行う場として、在宅医療は少しずつ重視されるようになっていきました。こうした流れの中で、訪問看護についての診療報酬である「退院患者継続看護・指導料」は、100 点から 1986 年までに 180 点に増額され、同年には「**精神科訪問看護・指導料**　200 点」も新設されました。

訪問看護の報酬額の変遷

1983 年	「退院患者継続看護指導料」	1,000 円
1986 年	「退院患者継続看護指導料」	1,800 円
1988 年	「寝たきり老人訪問看護・指導料」	2,500 円
	「在宅患者訪問看護・指導料」	2,300 円
1990 年	「寝たきり老人訪問看護・指導料」	3,800 円
	「在宅患者訪問看護・指導料」	3,600 円
1992 年	老人訪問看護制度（老人訪問看護ステーション）となり、報酬体系も料金も全く別体系になりました。	

Column　訪問看護の対象者の約 1 割、訪問回数の約 2 割―柳原病院の場合―

1983 年当時、柳原病院（→ p96）の訪問看護の対象者は約 60 名で 1 カ月の訪問回数は約 100 回でした。「退院患者継続看護・指導料」の対象となったのは、対象者の約 1 割、訪問回数の約 2 割でした。

必要な対象者に十分にサービスできる内容にはなっていませんでしたが、診療報酬で認められた 1 歩は大きい意味がありました。

Column　「医療保険」と「診療報酬」

医療保険は大きく 2 種類に分かれます。1 つは国民全体にかかわる「公的医療保険」であり、もう 1 つは民間企業の医療保険です。日本で全国民向けに「国民皆保険」が施行されたのは 1961 年。世界でも誇れる公的医療保険です。

公的医療保険制度（保険診療）における医療サービスの公定価格が「診療報酬」です。診療報酬は点数表で示され、個々の技術、サービスを点数化（1 点 10 円）して評価されます。医科・歯科・調剤の 3 種類です。

診療報酬改定は中医協（中央社会保険医療協議会）で、約 2 年に一度行われます。

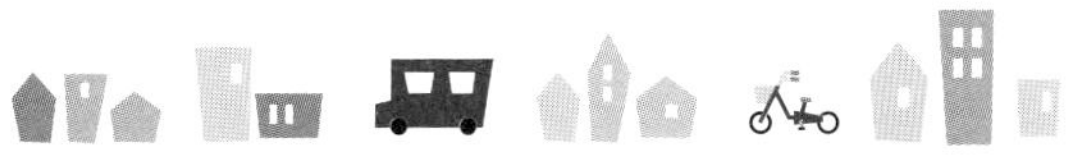

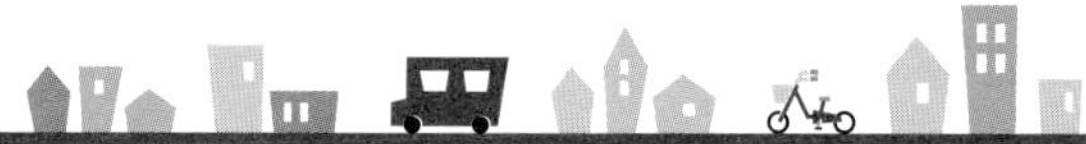

17 老人訪問看護制度の誕生（1991年制定、1992年施行）

Keywordの概要

日本の歴史上、医師がいない医療の事業所で看護師が管理者（責任者）となる事業（所）はありませんでした（助産所は除く）。看護界にとっては、画期的な制度ができたのです。それが1991年にスタートした「老人訪問看護制度」です。

老人訪問看護制度の創設に至るまでの政策の流れ

1980年代後半、日本は急速な高齢化の進行により寝たきり老人や痴呆性*老人（注：当時の呼称。現在は認知症）が増加する一方、同居率の低下や一人暮らし老人の増加による家庭の介護力の低下が懸念されていました。そのため社会的な支援システムの必要性が高まり、1990年前後には高齢者の総合的な医療・福祉サービスの充実を目指した施策が相次いで打ち出されました。

その大きな柱としては3つあり、まず始めは**「高齢者保健福祉推進十か年戦略（ゴールドプラン）」**、次に**「老人福祉法」の改正**、そして老人訪問看護制度を新設した**「老人保健法」の改正**です。

1989年 「高齢者保健福祉推進十か年戦略（ゴールドプラン）」の策定

高齢者の保健・福祉の分野における公共サービスの基盤整備を進めるために、具体的な整備目標を定め、厚生（現・厚生労働省）、大蔵、自治（2001年、総務省に統合）3大臣の合意により策定されたものです。このゴールドプランでは在宅福祉対策や施設福祉対策などについて7つの主要な柱が立てられ、1999（平成11）年度までに実現すべき目標が掲げられています。特に在宅福祉対策の緊急整備に最も重点が置かれ、ホームヘルプやデイサービス、ショートステイなどについては具体的な数値目標があげられており、在宅福祉事業を積極的に推進する姿勢がうかがえるものでした。

「寝たきり老人ゼロ作戦」

ゴールドプランの重要な柱の1つに「寝たきり老人ゼロ作戦」があります。これを受けて在宅介護支援センターやケアハウスも創設されていきました。

1990年　老人福祉法等の一部を改正する法律（福祉八法改正法）

ゴールドプランを進めていくため、1990年には老人福祉法、老人保健法を含め**福祉八法**が改正されました。これにより、住民にとって最も身近な存在である市町村が、在宅福祉と施設福祉を一元的かつ計画的に提供できるような体制が整備されていきます。国や都道府県から市町村へと権限が移譲されるという流れは、後に市町村を中心とした地方分権型の制度です。後の介護保険の制定につながるものと考えられます。

注）福祉関係八法：老人福祉法、身体障害者福祉法、精神薄弱者福祉法（現・知的障害者福祉法）、児童福祉法、母子及び寡婦福祉法、社会福祉事業法（現・社会福祉法）、老人保健法（現・高齢者の医療の確保に関する法律）、社会福祉・医療事業団法（現在は廃止）

1991 年　老人保健法の改正

改正の趣旨は、高齢化社会に向けて介護体制の充実を図るとともに、現役世代の負担軽減を通じて**老人保険制度**の長期的安定を図ろうとするものです。老人保健法による保健事業は 8 種類で、1）健康手帳の交付、2）健康教育、3）健康相談、4）健康診査、5）医療、6）機能訓練、7）、訪問指導、8）その他、があります。当改正で新設された**「老人訪問看護制度」**は、この中の 5）医療、7）訪問指導の事業に含まれ、在宅医療の推進の一環としてできました。

老人訪問看護制度の土台となったモデル事業

看護師を管理者とする独立した事業所から訪問看護を行うという形ができた背景には、改正される前の数年間に行われた厚生省（現・厚生労働省）による「モデル事業」があります。

厚生省では、1988 年から 1991 年にかけて**「訪問看護等在宅ケア総合推進モデル事業」**を全国 11 カ所（後に 17 カ所）で実施しました。このモデル事業が行われた背景には、厚生省が設置した「国民医療総合対策本部」が 1987 年 6 月に公表した中間報告があります。この中で、在宅医療を推進するために訪問看護を専門に実施する事業所の創設が提言されました。地域にはホームヘルパーのサービスや保健師の保健サービスはありますが、看護サービスが不足していることから、看護サービスを充実させるねらいがあったのです。

そこで、このモデル事業実施に先立ち、事業を実施する市町村のある各県の看護協会では、訪問看護従事者を確保するために潜在看護職を掘り起こし、120 時間の訪問看護婦養成講習会を実施しました。

このモデル事業により、事業所の規模、従事者、設備、報酬、利用料、主治医との連携や他の保健医療サービスとの連携などに関する基礎資料作成を経て、1991 年には老人保健法等が一部改正され、老人訪問看護制度が設立されたのです[1)]。

Column　老人訪問看護制度のモデルはドイツ

訪問看護が診療報酬で認められるには、障害がなかったわけではありません。日本訪問看護財団の「訪問看護の歩み」には以下のような記載があります。

「看護師が単独で訪問し、そこに診療報酬の財源を流す仕組みを日本医師会が簡単に認めるわけがないという話があがり、村瀬敏郎副会長に打診することになりました。結果は予想外に前向きで、ヨーロッパの高齢者の在宅処遇について勉強に行かないかと誘われ、私は急遽、西ドイツとフランスに出かけました。老人訪問看護ステーションの原型となったのは、この視察で訪問したドイツの Sozialstation です」。

（当時の厚生省老人保健課　伊藤雅治記）[1)]

引用文献

1）　日本訪問看護振興財団事業部．訪問看護白書―訪問看護 10 年の歩みとこれからの訪問看護 . 2002.

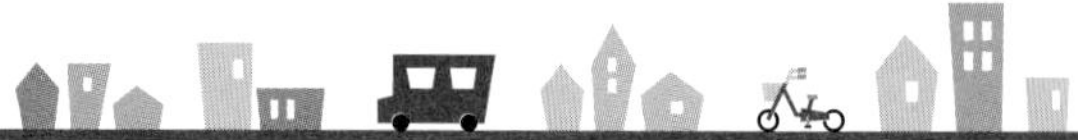

18 「訪問看護ステーション」の誕生（1992年）

Keyword の概要

老人保健法改正（1991 年）で「老人訪問看護制度」が創設されたことにより、「(老人）訪問看護ステーション」が誕生します。これが、現在の訪問看護ステーションにつながっていきます。

「(老人）訪問看護ステーション」の設立

1992（平成 4）年、訪問看護は大きな転機を迎えました。前年の老人保健法改正により「老人訪問看護制度」が創設され（→ p118）、**「(老人）訪問看護ステーション」**が設立されることとなったのです。「(老人）訪問看護制度」は、医師の指示に基づいて老人訪問看護ステーションの看護師が在宅の寝たきり高齢者を訪問し、看護サービスを提供するというものです。

この制度は、非常に画期的でした。それまで訪問看護は病院や診療所、あるいは市町村から行われていましたが、看護師を管理者とする独立した事業所である「老人訪問看護ステーション」という斬新な形での訪問看護が新設されたのです。

全年齢対象の「訪問看護ステーション」へ

この後、1994 年の「健康保険法」の改正により、高齢者だけではなく全年齢が対象となり、「老人訪問看護ステーション」は**「訪問看護ステーション」**となりました。

「老人訪問看護ステーション」訪問看護の報酬の構造

①「老人訪問看護基本療養費」	1 回の訪問	4,700 円	※訪問は週 2 回まで
②「老人訪問看護管理療養費」	月 1 回の訪問の場合	2,400 円	
	月 2 ～ 3 回の場合	4,960 円	
	月 4 ～ 5 回の場合	10,160 円	
	月 6 ～ 7 回の場合	14,940 円	
	月 8 回以上の場合	20,000 円	
③「老人訪問看護情報提供費」	月 1 回のみ	1,000 円	

➡①＋②＋③が 1 人の利用者への報酬額となる。

Ex.　月 1 回の場合＝ 8,100 円（1 回単価＝ 8,100 円）
月 4 回の場合＝ 29,960 円（1 回単価＝ 7,490 円）
月 8 回の場合＝ 58,600 円（1 回単価＝ 7,325 円）

「訪問看護制度」と「訪問看護ステーション」

老人保健法で制定された制度は「老人訪問看護制度」。それで実際の事業所名として「老人訪問看護ステーション」が出来上がりました。「訪問看護ステーション」は事業所名です。

「訪問看護ステーション」の特徴

独立した事業所で、所長（管理者）も看護師という画期的な存在

訪問看護ステーションは看護職を管理者とする独立した事業所であり、看護師が利用者を訪問することに対して社会保険の財源から報酬が支払われるという画期的なものです。看護職が社会保険の財源から報酬を得られる事業所の管理者になったのが初めてです。

開設主体の多様化

当制度以前は、医療を実施できるのは医療法人・社会福祉法人・自治体など限られた法人でした。ところが訪問看護ステーションは開設主体の枠が広がり、地方公共団体・医師会・看護協会・宗教法人・学校法人などでも開設することができるようになりました（図1）。

民間営利法人については、実質上は2000年の介護保険スタート直前まで開設が許可されませんでした。

どの主治医（医療機関）とも連携

「訪問看護ステーション」は医師の「訪問看護指示書」が必要ですが、関連する医療機関等だけではなく、病院・診療所など、どの医療機関に属する医師からも指示書を受けることが可能な仕組みになりました。

報酬の構造と、報酬（収入）の大幅増額

それまでの1回の訪問で○○○円という報酬の仕組みから、3つの療養費等の合計の報酬という構造になりました（左ページ参照）。医療機関の1つの報酬ではなく、独立した事業所と

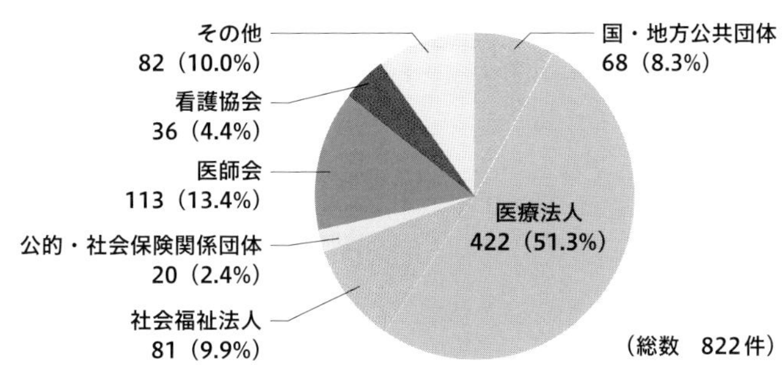

図1　開設者別にみた訪問看護事業所数（1995年時点）

厚生労働省．平成7年　訪問看護統計調査の概況 NO1．1996年6月22日発表．
https://www.mhlw.go.jp/www1/houdou/0806/1.html

して経営し、事業継続できるように工夫された報酬構造です。

その後、1回の訪問看護の報酬が大幅に増額されますが、設立当初は、採算がとれる点数ではありませんでした。

はじめは「高齢者」、2年後には「全年齢対象に」

1994（平成6）年の健康保険法改正より、全年齢が対象となりました。「老人訪問看護ステーション」は「訪問看護ステーション」となり65歳以下のがん末期の患者や障がい者にも訪問が認められるようになりました。

24時間・365日体制、訪問回数の変化

制度発足当時は24時間対応についての制度はありませんでしたが、実際に運営を始めてみると24時間対応の必要性があり、現場からの要望も影響して1996（平成8）年に制度化されました（**「24時間連絡体制加算」**の設置）。

利用者自己負担「250円」

それまで利用料の負担がなかった（医療費の中に組み込まれていた）のが、訪問看護の利用料自己負担が「250円」になりました。訪問のたびに250円をいただき、領収書を発行するということに現場では緊張しました。

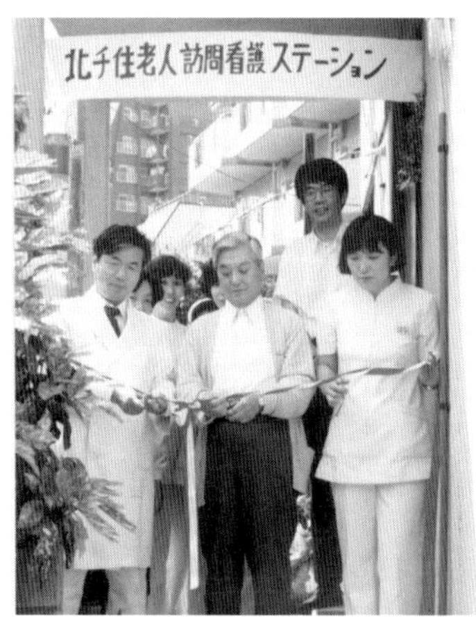

東京都第一号指定の
「北千住訪問看護ステーション」の開設

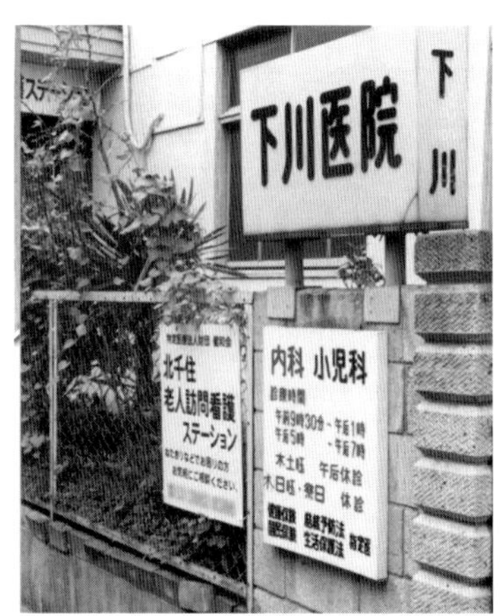

地域の開業医の一室に訪問看護
ステーションを立ち上げた

Column たかが250円、されど250円

訪問看護利用者の自己負担250円をいただくにあたっては、「自分の看護で直接お金をもらう…。本当に支払ってくれるかな？　その価値分の仕事をしたかな？」「出張水道修理だって5,000円も支払うんだから、私の看護は安いんじゃない？」など、当時、訪問看護師たちには不安と緊張がありました。しかし、利用者で250円を支払うなら訪問の必要がないという人はいなかったようです。つくづく「たかが250円、されど250円」でした。

Column　訪問看護指示書に引かれた「点線」の意味

訪問看護ステーションから訪問看護を行なうためには、利用者の主治医による「訪問看護指示書」が必要です。訪問看護指示書には、訪問看護利用者の氏名、生年月日、住所のほか、主たる傷病名、現在の状況、留意事項及び指示事項、緊急時の連絡先 / 不在時の対応法、特記すべき留意事項、他の訪問看護ステーションへの指示の有無、主治医の所属する医療機関名と所在地、連絡先、主治医名が記載されています。

このなかで、留意事項及び指示事項は「Ⅰ．療養生活指導上の留意事項」と「Ⅱ 1 リハビリテーション　2 褥瘡の処置等　3 装着・使用医療機器等の操作援助・管理　4 その他」に分かれており、ⅠとⅡの間には「点線 (○)」が引かれていますが、この点線にはどのような意味があるのでしょうか？

老人訪問看護制度の創設が検討されていく過程において、看護職を責任者とする独立した事業所である訪問看護ステーションから訪問看護を行なう際に主治医の訪問看護指示書を必須とするかどうかということが検討されました。保健師助産師看護師法において、看護職の業務には「療養上の世話」と「診療の補助」があげられています。看護職の職能団体からは、「利用者の健康管理を行なううえで主治医との連携は欠かせないが、介護を行なうヘルパーが主治医の有無に関わらず訪問できる一方で、看護師は主治医の指示が無いと療養上の世話を行なうことができないというのはおかしい」と疑問が投げかけられました。

関係省庁や各職能団体間で調整が行なわれた結果、結局訪問看護ステーションから訪問看護を行なう際には主治医からの訪問看護指示書が必須ということになりました。しかし、Ⅰの「療養生活指導」については看護職が「療養上の世話」を行なう専門職として判断できる分野という意味で、指示ではなく「留意事項」とされました。そしてⅡ以下を「診療の補助」に関わるものとして主治医からの「指示事項」とし、ⅠとⅡの間には点線を引いて区別することとなったのです。

このように、訪問看護指示書の「Ⅰ療養生活指導上の留意事項」と「Ⅱリハビリテーション等」の間に引かれた「点線」には、「訪問看護ステーション」という看護職にとって画期的な事業所の誕生に際し、独立した専門職としての主張がこめられているのです。

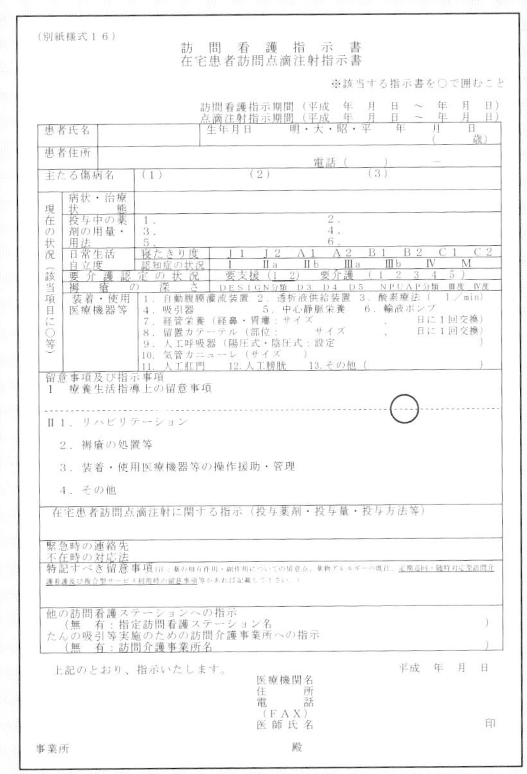

（別紙様式１６）

訪　問　看　護　指　示　書
在宅患者訪問点滴注射指示書

※該当する指示書を○で囲むこと

訪問看護指示期間（平成　年　月　日　～　年　月　日）
点滴注射指示期間（平成　年　月　日　～　年　月　日）

患者氏名　　生年月日　明・大・昭・平　年　月　日（　歳）
患者住所　　電話（　）　－
主たる傷病名　（１）　（２）　（３）

現在の状況（該当項目に○等）
病状・治療状態
投与中の薬剤の用量・用法　１．　２．　３．　４．　５．　６．
日常生活自立度　寝たきり度　J1　J2　A1　A2　B1　B2　C1　C2
認知症の状況　Ⅰ　Ⅱa　Ⅱb　Ⅲa　Ⅲb　Ⅳ　M
要介護認定の状況　要支援（１　２）　要介護（１　２　３　４　５）
褥瘡の深さ　DESIGN分類　D3　D4　D5　NPUAP分類　Ⅲ度　Ⅳ度
装着・使用医療機器等　１．自動腹膜灌流装置　２．透析液供給装置　３．酸素療法（　l／min）
４．吸引器　５．中心静脈栄養　６．輸液ポンプ
７．経管栄養（経鼻・胃瘻：サイズ　、　日に１回交換）
８．留置カテーテル（部位：　サイズ　、　日に１回交換）
９．人工呼吸器（陽圧式・陰圧式：設定　）
10．気管カニューレ（サイズ　）
11．人工肛門　12．人工膀胱　13．その他（　）

留意事項及び指示事項
Ⅰ　療養生活指導上の留意事項

Ⅱ１．リハビリテーション
２．褥瘡の処置等
３．装着・使用医療機器等の操作援助・管理
４．その他

在宅患者訪問点滴注射に関する指示（投与薬剤・投与量・投与方法等）

緊急時の連絡先
不在時の対応法

特記すべき留意事項（注：薬の相互作用・副作用についての留意点、薬物アレルギーの既往、定期巡回・随時対応型訪問介護看護及び複合型サービス利用時の留意事項等があれば記載して下さい。）

他の訪問看護ステーションへの指示
（無　有：指定訪問看護ステーション名　）
たんの吸引等実施のための訪問介護事業所への指示
（無　有：訪問介護事業所名　）

上記のとおり、指示いたします。　平成　年　月　日
医療機関名
住　所
電　話
（FAX）
医師氏名　印

事業所　殿

現在も使用されている「指示書」

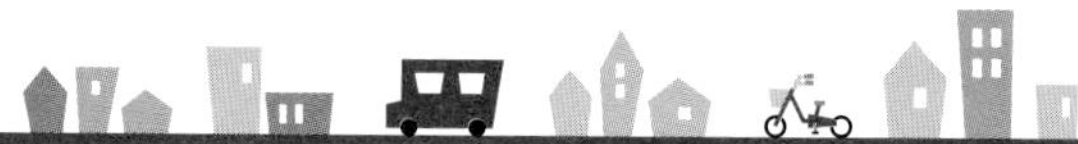

⑲ 老人訪問看護制度改正への要望書（1993年）

Keywordの概要

1992年にスタートした（老人）訪問看護ステーションですが、老人訪問看護制度の内容は十分とはほど遠いものでした。特に利用者に対するサービスの質を十分には保証できない内容と、事業所を維持運営していく報酬の低さです。その改正を求めて現場が活動し始めました。

東京訪問看護ステーション連絡会の取り組み

1993年春。当時、東京都内には13カ所の訪問看護ステーションが開設していました。しかし、新設された制度のため、どのように運営すればいいのか相談する相手もなく現場は模索していました。ましてや赤字経営でもありました。

そんな中、ステーションの管理者たちが集まり情報交換していこうと自主的な集まりをつくりました。それが**「東京訪問看護ステーション連絡会」**で、発足式は1993年5月。中心メンバーは、第一号指定の「北千住訪問看護ステーション」の宮崎和加子（筆者）と「白十字訪問看護ステーション」の川越博美、それに「新宿訪問看護ステーション」の横田喜久恵です。

まずは、お互いの実施内容の情報交換をし、この制度のやりにくい点や問題点を共有していきました。

厚生省（当時）への要望書づくり

1993年夏。制度の問題点や解決してほしい内容が大体まとまったところで「さてこれをどうすれば改善できるのか」と、現場のみんなで調べた結果、翌年1994年4月の診療報酬改定がチャンスでした。どのように厚生省に声を届ければいいのか相談し、急いで根拠のある要望内容をまとめて厚生省に提出することになりました。

根拠のある要望書づくり

要望書をつくるにあたって、「ただ、こうしてほしい」「どうせそんなに認めてもらえないだろうから、高めの報酬引き上げの要望に」ということでは認めてもらえない可能性が高いだろうということで、次のようなスタンスでまとめることにしました。

①現場からの生の声をそのまま伝える。

②「ここまで改善してほしい」という希望的な要望内容ではなく、「こうしていただかないと継続できない」という事業継続のぎりぎりの内容でまとめる。

③根拠となる数字できちんと表現する

この方針にのっとり、いくつかのステーションが開設して数カ月の正直な経営の実態をまとめ、改善案の見込みの数字も反映した要望書としました。

老人訪問看護制度（1991年創設）の主な問題点・改善点

- 対象者の枠が狭い（高齢者のみ）
- 回数制限がある（週2回の訪問のみ）
- 24時間対応の必要性はあるが、そのは保証ない
- 利用料250円の負担が大きい対象者がいる
- 事業所として経営が成り立たない、診療報酬が低い
- ステーション開設資金の負担が大きい

厚生省への主な要望内容

- **対象者の拡大**

訪問看護を必要とする対象者は老人だけでなく、全年齢である。特に末期がんの利用者や神経難病の利用者などは必須です。訪問看護の対象を全年齢に広げていただきたい。

- **訪問回数の回数制限の撤廃**

現行週3回となっていますが、終末期の利用者などは毎日の訪問が必要です。対象者によっては回数制限を撤廃していただきたい。

- **報酬単価の引き上げ**

都内の訪問看護ステーションの経営実態は別紙の通り（某月の収支の実態を添付した）です大幅な赤字です。これでは継続していくことはこんな状況です。シミュレーションの結果、事業継続のために最低限、別氏の通り（基本療養費、管理療養費、情報提供療養費別に引き上げの金額を提示した）の引き上げをお願いしたい。

- **緊急コール対応の評価**

重度者や終末期の利用者は日中のみならず夜間休日の訪問看護の対応を必要としています。実際の多くの現場では保証のないまま緊急コールの対応を実施しています。夜間休日の対応の内容は別紙の通り（都内の訪問看護ステーションの緊急コール対応の実態調査を行ってまとめたものを添付）です。緊急コール対応を評価していただきたい。

1994年の診療報酬改定におおよそ反映

1993年末に厚生省の老人保健課課長と担当官に要望書を手渡し、内容を伝えることができました。それが、翌年の診療報酬改定にどのように反映されるかどうか、不安と期待でいっぱいでした。「そんなに簡単に制度は変わらないよね、よくならないよね」「だけど、そうしてもらわないと、継続できないよね。国策としての訪問看護ステーションが最初から失敗してしまうよ」「さてどうなるか……」。

1994年2月、診療報酬改定の内容が発表されました。それをみて、仲間たちは飛び上がりました。「私たちが要望した内容がほとんど盛り込まれた内容になった！！」

対象者の拡大は、その年の10月の健康保険法改正で実現し、訪問回数制限は緩和され、報酬単価もかなり引き上げられました。夜間も含めた24時間体制の緊急コール対応についても、新たに加算が認められました。その後もこの活動を続けました。

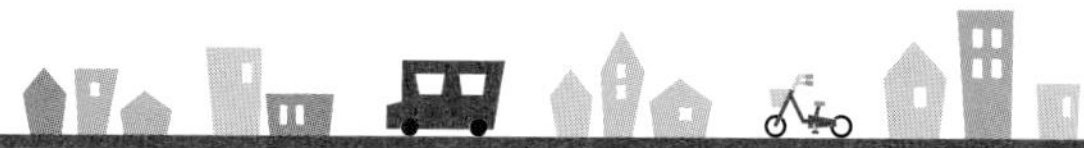

20 全国団体の結成（1994年、1995年）

Keyword の概要

1992年に施行された「老人訪問看護制度」に基づく「（老人）訪問看護ステーション」は、これまで日本になかった新しい形・事業所で運営方法や経営などが未知の状態で、全国団体結成の動きも始まりました。

2つの全国団体が結成

「老人訪問看護制度」がスタートした1年目に開設された「（老人）訪問看護ステーション」は、**全国で133カ所**でした。

制度スタートと同時に、国民に役立つサービスになるように、また事業者の健全な事業運営発展のために、全国団体結成の動きが始まりました。

その結果、2つの全国団体が結成されました。1つは**「日本訪問看護振興財団」**（現・日本訪問看護財団）、もう1つは**「全国訪問看護事業協会」**です。どちらも20数年を経過して、現在も訪問看護ステーションをリードする団体として事業展開しています。

日本訪問看護財団
（元日本訪問看護振興財団）

〈法人の種類〉公益財団法人

〈設立年月日〉1994年12月

〈設立母体〉日本看護協会

〈設立の経緯〉日本看護協会が5億円の資金を提供して財団法人を設立

〈現在の理事長〉
清水嘉代子（元国会議員）

〈歴代の理事長〉
吉原健二（元厚生労働省）

〈会員〉①個人会員
②法人会員　など

〈主な事業内容〉
- 教育研修　• 研究
- 政策提言
- 訪問看護サミット開催
- 直営事業　など

全国訪問看護事業協会

〈法人の種類〉一般社団法人

〈設立年月日〉1995年7月

〈設立母体〉厚生労働省、日本医師会、日本看護協会

〈設立の経緯〉事業者団体の立ち上げに厚生労働省がバックアップして日本医師会と日本看護協会が一緒になって立ち上げた事業者の団体

〈現在の会長〉
尾嵜新平（元厚生労働省）

〈歴代会長〉
相川宗一（当時、埼玉県浦和市長）
長沼　明（当時　埼玉県志木市市長）
伊藤雅治（元厚生労働省）

〈会員〉①事業所の法人会員
②賛助会員

〈主な事業内容〉
- 訪問看護推進事業　• 研修
- 研究　• 制度改定の提言　など

2009 年　『訪問看護 10 カ年戦略』の策定

両団体と日本看護協会を含む 3 団体が一緒になって**「訪問看護推進連携会議」**を開催し、合同の要望書を作成して厚生労働省に提出することなどを実施してきました。

その活動の中で、2009 年 3 月、**『訪問看護 10 カ年戦略（在宅ケアの最前線！～明日の在宅ケアを考えよう～）』**をまとめました。2020 年に向けた日本の訪問看護の戦略をまとめ上げたものです。訪問看護のミッション、アクションプラン、訪問看護師の確保、事業の多機能化など多方面の内容についての提案を示しました。

その後、訪問看護をめぐる状況変化に合わせて 2015 年には**『訪問看護アクションプラン 2025（2025 年を目指した訪問看護）』**を発表しています。

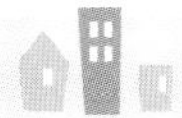

訪問看護 10 カ年戦略（2009 年）によるアクションプランの概要

- 在宅療養者が安心して利用できる訪問看護の仕組みづくり
  1. 分かりやすい訪問看護の仕組みをつくる
  2. 必要なときにいつでも訪問看護を利用できるようにする
- 訪問看護サービスの提供体制の確立とサービスの質向上
  3. 訪問看護師を十分に確保し、継続して育成する
  4. 訪問看護ステーションの機能を強化・拡充する
- 訪問看護ステーションの事業経営の安定化
  5. 広域対応訪問看護ネットワークセンター事業を推進・定着させる
  6. 訪問看護ステーションの事業規模を拡大し、複合化を目指す

Column　都道府県訪問看護ステーション協議会

最初に自主的な横の連携の団体ができたのは、制度発足直後の 1993 年発足の**「東京訪問看護ステーション連絡会」**です（→ p124）。制度をよくするための要望書づくりや情報交換・研修会開催など活発な活動をしました。その後、神奈川・大阪など各道府県で独自に任意団体として**「連絡会」「連絡協議会」**をつくり、都道府県内の訪問看護事業の結束・発展のための事業を行いました。

都道府県の訪問看護ステーションの団体は、大きく 3 つの分類に分かれます。1 つ目は、地元の医師会と一緒になった団体、2 つ目は地元の看護協会の事務所内にあるもの、3 つ目は独自に事務所を設けるか、事務所を持ち回りで県内の訪問看護ステーションが担当するなどです。おおむね**2010 年頃までに**連絡協議会が全国で結成されました。

◆ 一般社団法人化の動き

任意団体である都道府県の「訪問看護ステーション連絡協議会」が、継続的発展のために一般社団法人に移行する動きが起こり、2013 年にまず静岡県訪問看護ステーション協議会が法人格を取得し、全国に広がっていきました。

21 介護保険制度の誕生（2000 年）

Keyword の概要

高齢化がさらに進むことで介護問題はますます深刻な社会問題となり、従来の老人福祉・老人医療制度では限界があるとされました。こういった状況に対応すべく国が出した新たな施策が「介護保険制度」です。

介護保険が制度化された経緯

日本で急速に進む高齢化が社会的に大きな問題となり、その中でも高齢者介護については、個人の人生、家族、さらに社会にとっても大きな課題がある一方、それを支える介護サービスが立ち遅れているという認識のもとに、1994 年、厚生省（当時）は、「高齢者介護対策本部」を設置して有識者による「高齢者介護・自立支援システム研究会」を設置し、**「新たな高齢者介護システムの構築を目指して」**という報告書を出しました。この中で、①自立支援、②高齢者の「生活の質」の向上、③保健医療福祉の既存制度を一元化、④社会保険方式、⑤ケアマネジメントシステムの導入などが基本理念として提示されました。その後、議論を重ね、公的な介護保険として**「介護保険法」**が 1997（平成 9）年 12 月の国会で採択され、2000（平成 12）年 4 月に施行されました。

介護保険の中の訪問看護

訪問看護の対象者のうち、①65 歳以上の者（第 1 号被保険者）、②40 ～ 64 歳の医療保険加入者（第 2 号被保険者）が、介護保険の対象者となりました。該当する利用者への訪問看護のサービスは以下のように変更されました。

- 介護認定を受けた利用者は、介護保険優先。
- ケアマネジャーが作成するケアプランに沿った頻度・内容。
- 要介護度により支給限度額が設定。その範囲でプラン設定。それを超える部分は自費。
- 訪問看護の介護報酬は、訪問時間単価による料金設定（30 分、30 分～ 60 分、60 分以上）、その他に種々の加算が加わる。
- 病名（神経難病・がん末期など）、状態（医療器具類を装着している、医療行為が必要など）の場合は、訪問看護サービスは医療保険の対象となる。また、介護保険の対象の利用者でも病気の急性増悪で主治医から「特別訪問看護指示」が出た場合は 14 日間だけ医療保険の対象となる。

居宅介護支援に関するケアマネジャーと訪問看護

ケアマネジャーになることができる職種は 21 職種です（注：2018 年以降。それ以前は介護福祉士以外の介護職も要件に含まれていた)。もちろん看護職もその主要な職種です。訪問看護を担当していた看護職の多くはケアマネジャーの資格を取得し、スタート当初は「訪問看護ステーション」と併設で**「居宅介護支援事業所」**を開設、2 枚看板で事業を行っているところが少なくありませんでした。その後、ケアマネジャーの事務量が多いことや訪問看護を担当する看護職員の不足などから、ケアマネジャーは他に依頼し、訪問看護事業所単独で事業を行うところが多くなりました。

要介護者対象のサービス一覧

介護保険制度においては、要介護認定を受けた利用者にはさまざまなサービス提供ができることとなりました。以下は現在、提供されているサービスの例です。

設立当初のものに
◆をつけた。

訪問型	◆訪問介護（ホームヘルプ）
	◆訪問入浴介護
	◆訪問看護
	◆訪問リハビリテーション
	夜間対応型訪問介護
	定期巡回・随時対応型訪問介護看護
通所型	◆通所介護（デイサービス）
	◆通所リハビリテーション
	地域密着型通所介護
	療養通所介護
	◆認知症対応型通所介護
短期型	◆短期入所生活介護（ショートステイ）
	◆短期入所療養介護
組合せ型	小規模多機能型居宅介護
	看護小規模多機能型居宅介護（複合型サービス）

Column　介護保険法で訪問看護は「仕事がしにくくなった」?!

介護保険がスタートした時点で、多くの現場で聞こえてきたのは、「仕事がしにくくなったね」ということ。「ケアマネジャーが訪問看護のサービスをあまり理解しなくて、褥瘡があるのに訪問看護は必要ないなどというのよ」「全身のケアに 1 時間半かかるのに、30 分でやってくださいなどというケアマネもいる」「専門職からみて必要だと思う頻度・時間でケアができない」「医療の知識のないケアマネが仕切る……」など、ケアマネジャーの存在とやり取りが課題でした。

また、利用料金表で他のサービスと比較し、「訪問看護は高価だから使えない」などと、必要なのに利用されないということも起きました。

要介護者の日常生活支援が中心の介護保険に、医療の支援をする訪問看護がなじまない部分があったことは確かだと思います。

第3章
訪問看護のこれから

Key Word 10

過去・現在、そして『これから』
訪問看護の未来は明るいのでしょうか？
答えは誰もわかりません。
黄色信号かもしれません。
いえることは、かなりがんばらないと
国民が求める役割を果たせないかもということです。

著者の私たちが『これから』を示すにはあまりに荷が重い。
だけど、私たちなりにフリートーキングし、
その内容を『これから』を考えるキーワード 10 にまとめました。

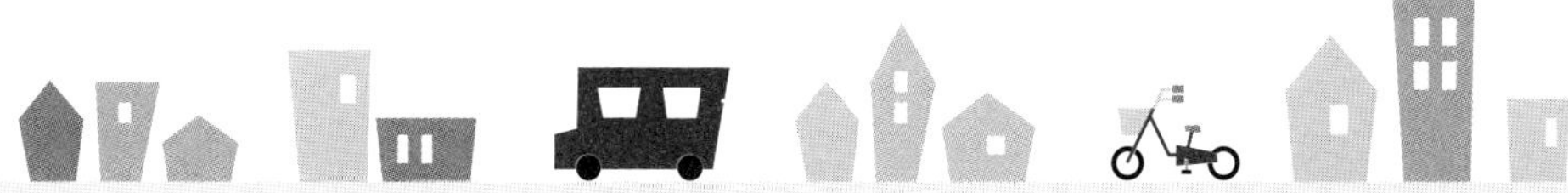

1 “生活”を支える「医療」「看護」

まだ十分にとらえられていない生活支援の本質

現在は、「要介護状態でも、要医療でも、医療の場ではなく、生活の場で暮らし、ほんの短い期間だけ入院する」という時代です。また、「治す医療」から「治し生活を支える医療」への転換といわれています。訪問看護の場は、まさに利用者のお城である「自宅・家」であり生活の場です。

「生活を支える」とよくいわれますが、こんな言葉を耳にします。

- 「患者さんの生活のことはわかっている」と病棟看護師はいうけれど、ADL（日常生活動作）しか見えていなくて、退院後のイメージが十分できていないように思う。
- 看護教員は、「学生に教えている基本は、生活を支える看護」というけれど、入院している患者の入院生活しか見たことがない教員だと、本当の「生活」を教えることが難しいのではないか。まだまだ「医療モデル」に引っ張られていると思う。

「生活・生活支援」とはどういうことなのでしょう。食べて、排泄して、清潔を保って、睡眠がとれて、移動して……。それが生活でしょうか？　入院中はあくまで「入院生活」であり、その方のありのままの生活ではありません。「在宅生活」を支援することは、そう単純ではなく、人それぞれの生活があるがゆえに難しいのです。

「医療モデル」ではなく「生活モデル」での看護

「医療モデル」は診断・治療優先です。医師も看護職・他職種も「診断し治す」ことが使命だといえるでしょう。

一方、「生活モデル」は病気や治療優先ではなく、その方の生活・生きかたを優先しながら、その状態に適した医療・看護を行うことです。

例えば、「100歳の方の食事制限はどの程度にするのか」、「転倒のリスクがある方の歩行をどう考えるか」「死期が迫っている方の入浴をどうするか」など、その方の自分らしい生活の保障をすることです。

訪問看護師として、または生活の場（特別養護老人ホーム・老人保健施設・有料老人ホームなど）で働いていくためには、看護職が病院で行ってきた長い間染みついた「医療モデルの看護」から「生活モデルでの看護」へ意識を転換することがとても重要です。今は治療する場も変容していて、在宅・生活の場でもできることが増えています。

しかし、「生活モデル」「生活の場での看護」についてはまだきちんと理論化されているとはいえない状況です。まず、 視点を変えること、アセスメント方法、プラン作成など患者や利用者の「生活」を中心に据えた発想転換が必要です。

2 地域での「看護職」の確保

訪問看護師をどうやって増やす？

訪問看護の現場でずっと続いている最も大きな悩みの1つが、訪問看護師不足です。国の施策では2025年までに訪問看護師12万人が目標ですが、現在は増えたといってもまだ4万人です。募集しても応募がなくて困っているステーションが多くあります。「1人で訪問することの責任が重い」、「夜間休日の緊急コールを受けるのが負担」など、病院という建物の中で、集団の1人として働いてきた看護職にとってはいわゆる「外回り」の不安が大きいようです。しかし、一度訪問看護に入り込むと訪問看護の魅力に引き込まれる看護師も少なくありません。訪問看護師増員のためのさまざまな方策が行われていますが、例えば、参考までに次のような確保策はどうでしょうか？

「訪問看護師観」を変える

従来の「訪問看護師はベテランでないと」「訪問看護師は病棟経験が必要」という考えは横に置き、多少未熟でも、経験が浅い看護師でも、大らかな目で見守り、多様な個性を発揮して現場での実践をする看護職を業界全体で育てていくことが重要です。2014年頃から、新卒から訪問看護の現場に迎える動きが始まっています。新卒看護師育成プログラムもできています。訪問先のケアを1人のナースに任せず「チームナーシング」で実施することもいいでしょう。

訪問看護だけではない多機能サービスの中で育てる

利用者宅へ1人で訪問することが基本の訪問看護。しかし看護小規模多機能サービスのように、日帰りや宿泊の生活支援も含めたサービス全体を経験しながら在宅ケア（訪問看護）を習得することも、幅広い経験を積めてとても意味があります。また、職員が一定数以上いることも特徴のため、1人あたりの負担感が軽減されるという安心感にもつながると思います。

プラチナナースの活躍

定年後の看護職が活躍する場として訪問看護は最適です。人生経験も看護師経験も豊富な看護職が、自分なりのペースで地域貢献できることは利用者や事業所、地域にも意義があります。

法人の枠を超えた病棟と訪問看護の「看護留学」

訪問看護ステーションは民間企業立が半数を超えています。法人の枠を超え、例えば、「看護留学」というような形で病院と訪問看護ステーションの看護師が常にシャッフルすることも実現したいものです。病院から付属の訪問看護ステーションにしばらく出向するという形をとっているところもあります。日本看護協会では「訪問看護出向ガイドライン」をまとめています。

専門性を担保できる交渉力・企画力・経営力

訪問看護師は、医療職だけでなく、行政や周辺地域との関わりの中でこそ、その真価を発揮していける仕事です。これからますます地域での活躍が期待される看護職に必要な力は何かを考えてみましょう。

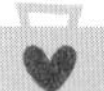

地域の現場で活動するナースに特に必要な“力”

質問力

「なぜ」と思えること。そしてそれを医師やケアマネジャーなどに上手に伝えることができる「質問力」。

実行力・応用力

決まったことを実行するだけではなく、利用者の状況に合ったサービスやサービス内容を考えて提供できる「実行力」。利用者の生活の個別性や嗜好、生きがいを考慮し、さまざまに応用できる「応用力」。

交渉力

利用者にとってよりよい療養・生活になるように、看護職は多職種、多事業所、多数の医療機関や行政、そして家族と常に関わります。相手の話や考えを十分に聞くことはもちろんですが、時に「交渉力」が必要です。

包容力

チームの中には、専門的な教育を受けていない非専門職や、近隣の住民も含まれます。どういう方でも（価値観でも）受け入れる豊かな心をもち、協働する「まろやかさ」、「包容力」が必要です。

専門性を担保した事業をするための“力”

経営力

思いのこもった訪問看護を実施するには、「経営力」が必要です。自分が経営者・管理者でなくても経営を理解し運営することが、専門性を発揮した事業につながります。また、経営者の指示で営利目的中心の運営方法となった場合に、疑問をもって対応できることも大事です。看護職が事業を立ち上げる場合にはもちろん、経営力が必須です。

地域全体を見渡す力

担当している地域で、訪問看護は十分に行われているのか。どんな対象者も受け入れる準備があるのか、休日夜間の対応が十分か、本人の希望があれば在宅での看取りは可能な状態かなど住民側の視点に立って見渡してみましょう。自分の訪問看護事業所だけでなく、他の事業所も含めた評価です。他のサービスも不足しているのはないのかなどと見渡す力が重要です。

企画力

不足している内容、サービスを企画立案して提案できること、あるいは事業を立ち上げることも視野に入れて実行していける力が必要です。また、個人ではできなくても、看護職集団としてそういった活動ができるとよいでしょう。

情報収集力・変革する力

人口動態、世の中の動きに合わせて医療や地域において訪問看護が提供できることはどんどん変化していきます。たとえば 2020 年診療報酬改定では、ICT を活用したカンファレンスなどの要件が緩和されて、さらに評価されることになります。そういった変化をキャッチして対応していくには、アンテナを高くして情報収集する力と、これまでとは異なる考え方や技術を吸収して変革していく勇気や力をもつことも必要です。

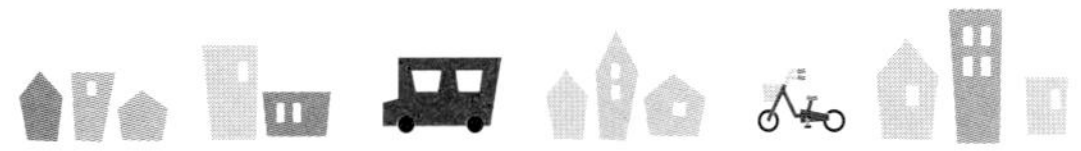

4 「訪問看護」の枠を飛び出す

訪問看護のみをしていると視野が広がらない

看護職の経営者が、訪問看護ステーションを立ち上げて運営することが法で認められて約30年になります（1991年、老人訪問看護制度の誕生→p118）。これまで、訪問看護ステーションだけでは利用者の生活を支えられないから、また地域の需要に応えるために、「訪問介護事業」や「通所介護事業」「看護小規模多機能サービス」「定期巡回随時対応サービス」も開設している社長ナースが全国に多数います。

その方々からは、「他の事業をやって初めて訪問看護の意味がわかってきた」「訪問看護だけをやっていると視野が広がらない」といった声が聞こえてきます。

「訪問看護」だけではなく、日帰りも宿泊も……

2012年に新設された「複合型サービス」（2015年、「看護小規模多機能型居宅介護」に改称）は、重度者を4つのサービスで支えるという、看護職が管理者となる事業です。

4つとは、「日帰り」「宿泊」「訪問介護」「訪問看護」です。ここで働く看護職は、利用者宅への「訪問ケア」も行いますが「日帰りケア」や時に夜勤での「宿泊ケア」も行います。

また、定期巡回随時対応サービスは、一体型であれば看護職と介護職が一体となって、1日に複数回の訪問ケア（主に生活支援）を行い、利用者の在宅生活を支えます。

訪問看護や訪問看護ステーションの機能拡大ともいえるこれらの事業は、訪問看護に留まらない看護職への期待・必要性を示しているといえます。

介護職との協働の重要性

訪問看護だけではなく上記のような事業・サービスを行ってわかることは、介護職との近い距離での協働の重要さです。生活支援は、介護職と看護職が一体化しながら多数の量のサービスを提供することが1つの鍵のようです。

「訪問看護師」から「地域看護師」へ

訪問看護は、利用者宅に出向いて行う看護ですが、地域・在宅での生活を支える看護へと視点を広げ、今後はデイサービスの場や、看護小規模多機能の「通い」「宿泊」、認知症グループホームや、時には介護施設（特別養護老人ホームや有料老人ホームなど）へ訪問して看護を行うなど、自宅に訪問しない場での看護もあるでしょう。そうなると、「訪問看護師」という呼び名が不正確になってきます。それで、「訪問看護師」と呼ばず、「地域看護師」と呼ぼうという声も出始めています。

「訪問看護」の枠を飛び出し、介護職とタッグを組み、真に生活を支えていくことがこれからさらに訪問看護師に求められる役割でしょう。

地域に合った「看護拠点」づくり

訪問看護ステーションができて28年（1992年、老人訪問看護ステーションの誕生→ p120）。その後、「機能強化型訪問看護ステーション」というタイプの違う事業所ができ、また専門特化する事業もあり、少しずつステーションごとの違いがでてきました。今後、訪問看護事業所はどのようになっていくのでしょうか。

働く環境を整える

ICT化は当たり前

手書きの記録やすべて電話対応というスタイルは大きく変わるでしょう。デジタルデバイスを使いこなし、スマートフォンのアプリケーションなどを活用して「今」の情報を共有する。プラチナナースが多い職場でも使いこなせるようになります。

早番・遅番も直行直帰も

朝全員でミーティングをしてその後それぞれ訪問。1日３～５件訪問し、記録して夕方勤務終了というスタイルは変わるかもしれません。早朝から就寝ケアまで１日複数回の訪問する場合など、早番・遅番などで一律の勤務時間とならないことがあり得ます。また、時に看護職の自宅からの直行直帰もあるでしょう。一方で、管理的には直行直帰の弊害もあるのでそれをカバーする仕組みをつくるなどの工夫が必要です。すでに導入しているところもありそうですが、これまでの慣習・価値観で一律に「駄目」といわないで柔軟に工夫し、働きやすい環境づくりが重要でしょう。

休日夜間対応はセンター化？　持ち回り化？　外注化？

休日夜間対応は、その地域の実情に合わせた対策が必要かもしれません。例えば、休日夜間の緊急コールを小規模の３つの訪問看護ステーションがセンター化・持ち回り化・外注化するなどで訪問看護師の負担を軽減することなども一案です。現在の制度上ではこれは無理ですが、地域に合わせた方策がとれたほうがいいかもしれません。

地域の実情に合わせた看護拠点へ

都市型、人口減少型　地域に合わせた動き

日本の「地域」が大きく変貌しようとしています。大都市に人口が集中し、地方は限界集落など村がなくなるところもあります。気候も産業も住民の意識もかなり違い、その地域の他のサービスの量と質が違う。それに合わせて「訪問看護・地域看護集団」として、看護（介護も含めて）の拠点を作っていくような気構えが必要なのではないでしょうか。

市町村ごとの集まりが必須

地域の生活を支えていくためには、法人や考えかたの違いがあっても、市町村ごとに看護職の集まりをもって横の連携をもって考えていくことが重要です。

大型化、多機能化

「大型化」「多機能化」により地域の中の核となる訪問看護事業所（訪問看護ステーション）ができることは、地域にとっては重要なことです。しかし、実際にはこのタイプは人口規模の大きいところに集中しています。

人口規模の小さいところでは、機能強化型タイプにしようと思っても実際にはできないのが実態でしょう。とはいえ、人口規模の小さい地域ほどこういう役割が果たせるステーションが必要です。そういう意味では、診療報酬における要件をもっと工夫してほしいと思います。

「多機能化」を推進するためには、「自宅への看護職の訪問＝訪問看護」だけではなく、もう少し幅広い役割をすることも盛り込んだほうがいいのではないでしょうか。「地域看護ステーション」「地域看護センター」などの意味合いの、地域の看護職集団の拠点のようなものでしょうか。

一方で、看多機サービス（看護小規模多機能型居宅介護）の中には、医療ニーズの高い利用者が少ない事業所もあります。本来の制度の主旨を生かした運営をしていくためには、訪問看護担当の看護職はもちろんのこと、看護職自身の主体的な運営が必須でしょう[1)]。

「どんな方でも受けます！　いつでも訪問します！　最期まで支援します！」

在宅での療養を安心して受けられるようにするために、このように利用者さんにお伝えできることが大切な気構えだと考えます。これを実現するためには、1つの事業所ではなく、地域全体のたくましい「訪問看護・地域看護集団」づくりをしていくことが必要です。

引用・参考文献

1) 全国訪問看護事業協会編．看護小規模多機能型居宅介護開設ガイドブック．中央法規出版，2017，180p.

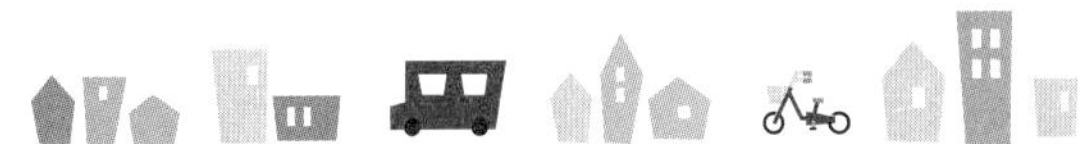

6 多職種・多事業との協働

医療の場で多職種での「チーム医療」といわれて久しい。病院の中では、医師、歯科医師、看護師、薬剤師、リハビリ専門職、放射線技師、検査技師、医療ソーシャルワーカーなど国家資格などの専門職の連携です。

一方、地域・在宅での連携の職種や事業は、医療関係者だけではなく、福祉・介護・行政などと幅が広く「多職種」「多事業」なのです。多職種・多事業といかに協働ができるかが「これから」の大きな課題です。

地域・在宅での連携・協働のポイント

目標・目的の共有

同じ地域であっても、それぞれの職種・事業が別々な方向を目指していることがよくあります。教育課程や課題抽出方法が違いますので、利用者への支援の目標・目的を常に意識して共有することが重要です。

専門用語ではない情報共有

それぞれの専門職で専門用語があります。なるべく専門用語を市民目線の言葉に変えて情報共有することも協働のポイントです。

対等な関係

「それぞれの職種が対等である」を基本として連携します。教育課程・年月もかなり違いますが、利用者にとって必要なサービスを実施するという意味で対等です。特に在宅ケアでは、「介護職」「ケアマネジャー」「リハビリ専門職」との対等な立場での連携・協働が重要です。

それぞれの職種の“強み”を理解する

それぞれの職種の専門性を知っているようで意外に理解していないことが少なくありません。何が得意な職種なのかをきちんと理解することは、プロ同士での連携の大前提です。

「問題解決思考」ではなく「豊かな生活・人生を送るために」

アセスメントやプラン作成に際して「問題解決思考・プロセス」ではなく、利用者のストレングス（強み・プラス思考）を中心にとらえた「豊かな生活・人生を送るために」の発想で考え、支援します。

7 時代が求める「看護」に応える

2章で紹介したように、日本の訪問看護のこれまで（歴史）を振り返り、その中から何を学ぶか……。1つは、「時代とともに求められるものが変わる」ということです。人口構成・その時に課題となる疾病・状態、他のサービスの種類と量、制度の仕組みなどによって地域での看護職に求められるものが変化してきました。これからも同様です。

時代の要請に応えて変化してきた訪問看護

明治・大正・昭和の初期頃は、伝染病・感染症や災害時の看護・支援が主で、派出看護や災害看護、公衆衛生看護という形での実践でした。

1945年の第2次世界大戦終戦後の抗生物質の登場により、感染症対策は激変し死亡に至ることは少なくなり、1970年代に入り人口の高齢化が始まります。要介護状態で暮らす、いわゆる「寝たきり老人」への対策の1つとして現在のスタイルの「訪問看護」が始まりました。見るに見かねてその必要性を自覚して先駆的に無報酬で始まった訪問看護が制度化され全国に広がっていきます。他の福祉サービス（生活支援）が少なく、入浴支援・排泄介助など現在の介護職の仕事とされているような内容も求められました。その後、福祉サービスの充実で看護師に求められる内容が徐々に変わってきました。

2000年にスタートした「介護保険」により、「医療」に属していた訪問看護が介護保険のサービスメニューの1つとなり、ケアマネジャーという新職種も登場して看護に求められる役割も変化してきました。現在は、医療ニーズの高い重度者が在宅療養する時代となり、その方々を支える重要な役割を担っています。

時代を読み、時代に合った、そして先を見通した看護を

高齢社会はいつまで続くのでしょうか。10年ほど前に地方の某町の介護保険関係者がこういっていました。「当町はもう高齢化は終わった。この町の今後の課題は……」と。場所により地域の事情により時代により看護職に求められるものが違います。

また、厚生労働省で高齢化対策の政策を担当していた方が講演でこう発言していました。「1970年代から高齢者対策の政策づくりを担当してきたが、今思えば、実はそのときは同時に少子化対策を重点的に実施しなければならなかったのではないかと思う」と。

看護界の方向性や対策を考える立場にある方、あるいは数十年先まで看護を担当する若者を教育している方、もちろん現場で働く看護職も、時代を読み、先を見通して求められる役割を果たしたいものです。

8 現場が「宝」「現場力」

日本の訪問看護のこれまで（歴史）を振り返り、その中から何を学ぶか……。もう 1 つは、現場が「宝」だということです。

利用者からみると「現場力」がすべて

いくら良い制度があっても利用できる身近なところにないと利用できません。また訪問看護ステーションが身近に多数あっても信頼できる事業所でないと価値はありません。いつでもどこでも誰でも安心して利用できるためには、「現場力」が決め手です。

現場で発見、現場からの発信

現場は地域の課題や住民の皆さんの喜びや感動がたくさんあります。それに気づき発見し、さまざまな場で発信しましょう。訪問看護が利用者に対して何を提供できるのか、一般市民にはまだ十分に浸透しているとはいえません。病院の看護職を含む他職種でさえ同じことがいえます。訪問看護に携わる私たち自身が訪問看護という仕事の価値をきちんと見える形にして伝えなければ、より発展していく機会を逃してしまうかもしれません。

地域住民とともに一歩踏み出してみる

地域の課題（どんな小さな課題でも）の解決策を住民と共に考え、一緒になって行政や政策に問題提起・提案できるような看護集団を目指すことはとても楽しいことです。看護職として関われることは何か、与えられたり、定型として行ったりしている仕事から一歩踏み出して実行する勇気をもてると、さらに皆さんの看護が充実するかもしれません。

政策も教育も、優秀な現場の看護職の確保・育成を目指す

制度をよりよくすることは重要です。より良い制度のため、あるいはより良い看護実践のための研究も大事です。また教育現場で若者を育成することもとても重要です。

優秀な現場の看護職の確保・育成につながる教育の実践こそが最も重要だと考えます。

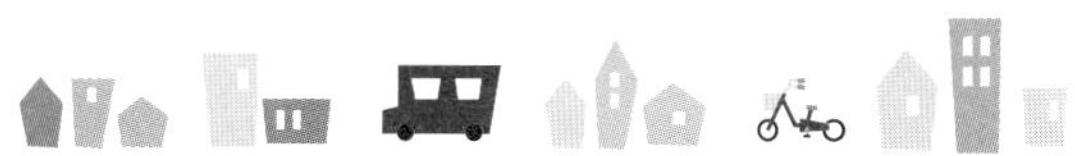

9 変わっていく看護教育

前項で、看護職の教育の重要性を述べました。1章23の社会のニーズに合わせた看護教育(p56)でも紹介したように教育・訪問看護の現場それぞれの教育が変わっていこうとしています。

基礎教育で、人が暮らす「普通の場所」での看護を学ぶ

今、病院看護中心の教育から、地域・在宅看護中心の教育へと針は振られています。1人として同じではない多様な在宅療養者の生活に密着して看護を提供するためには、疾患や治療の知識、基本的な看護技術、看護過程の理解に加え、根本的な人間理解と、人間の生活の理解が必要です。看護基礎教育において地域・在宅看護論が基礎看護学の次に位置づけられたことは大変重要です。でも本当は基礎看護学よりも在宅看護論が先でもよいと思います。人は人生のほとんどを「普通の場所」である自分の生活の場で暮らし、病気や障害を得たほんの一時だけ、治療のための「特別な場所」である病院へ入ります。看護教育の現状はこの「特別な場所」を基本として教えています。

我が国の医療の歴史において、病院で治療を受ける体制はたった100年ほどに過ぎません。そして医学はともかく、看護は常に人びとの暮らしと共にあるべきです。在宅看護が看護職に浸透しないことを嘆いたある看護の重鎮が、「いっそ今の養成とは別にして、まず生活の理解から始めるのがよい」とおっしゃっていたのが印象的です。ともあれ、今後さらに「普通の場所」の理解、それを踏まえて提供する看護に重点を置いた教育が重要でしょう。

また、人間の生活はあまりに複雑で看護だけでは支えきれません。多職種協働が不可欠です。医療職以外も含む多職種が一体となって支える中で、看護職自身が自分の強み、役割を認識していることは重要です。医療処置ができるだけでは「処置屋」ですし、「重症になったら看てくれる人」だけでもありません。看護職の強みや役割を行動で示せる教育が必要でしょう。

新卒看護師を訪問看護で育てる（現場での教育）

看護教育において1997年に在宅看護論の教育が始まってから訪問看護ステーションで在宅看護実習を行うようになったことで、訪問看護師として働くことに興味をもつ学生が増えてきていると聞きます。

一方で、就職指導をする教員は、やはり最初は病院で基本技術を身につけてからのほうが良いのではないかと、最初から訪問看護ステーションで働くことをあまり勧めない傾向があるということも聞きます。

訪問看護の現場でも、「数年間（3～5年間）は病棟で経験してからでないと訪問看護はできない」、「新卒にどうやって指導すれば良いかわからない」「看護経験がないから即戦力にならない」などの意見があります。

しかし、訪問看護ステーションで働く看護師は、いつまで経っても看護師全体の2～3%で、

在宅ケアの需要の増大に追いつく気配はありません。全国訪問看護事業協会が 2017（平成 29）年に実施した調査[1]では、過去 5 年以内に新卒訪問看護師を採用した事業所は 3.4% で、新卒訪問看護師に特化したプログラムがあるのは 5.8% という結果でした。多くの訪問看護ステーションでは、新卒看護師を受け入れる準備が整っていない、あるいは受け入れる予定がないため整備もしていないというのが現状といえそうです。

折角、在宅看護に興味をもつ学生がいても、新卒から育てていける土壌が十分ではないことが課題でしょう。

“これまで”にこだわらない柔軟な姿勢

積極的に新卒看護師を採用して育成している事業所もあります。特に働いている看護師に若手の人たちが多いステーションにその傾向がみられるようです。

新卒訪問看護師の育成プログラム開発については 1 章 23「社会のニーズに合わせた看護教育」(p56) でも紹介していますが、新卒看護師が安心して働き、実践力を身につけられるように事業所での支援・教育体制を工夫する、ICT を活用するなど、新卒看護師が最初のキャリアとして訪問看護を選択しやすくする道はあるのではないでしょうか。

新卒看護師当事者による「全国新卒訪問看護師の会」が 2015 年 1 月に発足しており、そこからの発信も興味深いところです。（全国新卒訪問看護師の会　https://freshvisitingnurse.themedia.jp/）

訪問看護のどんなことに魅力を感じているのか、どんな不安があるかなど、新卒看護師自身の生の声を聞いて、育成する立場の人たちも意識を変えて、これまでのやり方に固執しない柔軟な姿勢が今、求められていると思います。

参考文献

1) 全国訪問看護事業協会．訪問看護事業所が新卒看護師を採用・育成するための 教育体制に関する調査研究事業 報告書．平成 29 年度 厚生労働省老人保健事業推進費等補助金 老人保健健康増進等事業．p24, 36.

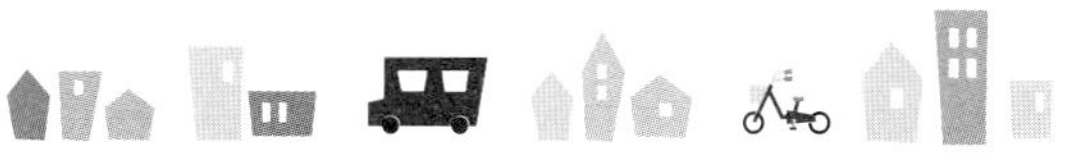

10 いつも、「訪問看護は何をする仕事か」を問う

日本の訪問看護のこれまで（歴史）を振り返り、その中から何を学ぶか……。最後にもう1つ。それは、常に「訪問看護は何をする仕事なのか」が問われてきたということです。

訪問看護は何屋さん？

実際に利用者宅を訪問して目に見えて実施する内容は、時代とともに少しずつ変わってきています。あるときこんな議論になりました。

「訪問看護師は、医療処置屋さん？　在宅入浴屋さん？　調整屋さん？　看取り屋さん？」。

医療処置を中心に看護するのか。療養上の世話なのか。いやコーディネートや調整をすることが主な役割なのか。

地域住民に「訪問看護ってこういうことをするんです。利用してください」と明確に、住民にわかりやすく説明するのがなかなか難しいのです。自分の看護の原点を大事に、「今行っていることはプロの看護だろうか」「訪問看護は何をする仕事なのだろうか」を問いながら実践することが大事なことだと思います。

儲け主義、営利中心ではない現場を

儲けてはいけないということではありません。訪問看護事業所や他の事業としても事業の継続のためには収益を上げることは当然です。しかし、現在、営利中心・営利目的で事業運営をしているところも残念ながらあるようです。経営者から「1日〇件の訪問をすることが義務」「訪問件数に応じた給与」などと言われる現場があるというのです。

歴史上、看護師の訪問が規制され廃止されたことがありました。それは派出看護婦会が増加し、社会に害を及ぼすようなことがあったからです（→派出看護婦会から看護婦家政婦紹介所へ p89）。

営利中心の運営に加担しないで、看護職として自立し主体性をもった運営ができるようにしたいものです。また、経営者を意識した仕事ではなく、看護の原点を忘れず、常に利用者に目も心も向けられるような現場づくりがこれからの鍵ではないでしょうか。

Column　開業には熱い想いと経営力が必要

最後に1つ。大らかな風格のある社長ナースが増えてきました。それはとてもうれしい日本の訪問看護業界の新たなページの始まりです。しかし、失敗している例も忘れてはいけません。熱い想いだけで開業し、経営がうまくいかず破産した看護師もいるのが事実です。

事業継続するために利益を得ることはとても大事で、営利中心ということとは違います。地域の利用者の人たちのニーズに合わせ、収益が出せる経営をするためには看護だけでなく、経営や組織運営についても学ぶ必要があります。苦労もあるかもしれませんが、経営がうまくいくことが地域の人の役に立ち、巡り巡ってさらに看護の仕事が充実し、楽しくなると思います。

資料編

訪問看護を学びたい人のための資料集

第１章～３章までで、

訪問看護のこれまでの流れや今を知るキーワード

これからを考えるキーワードを見てきました。

資料編では、さらに詳しく訪問看護について知りたい、

学びたい方のための情報を紹介します。

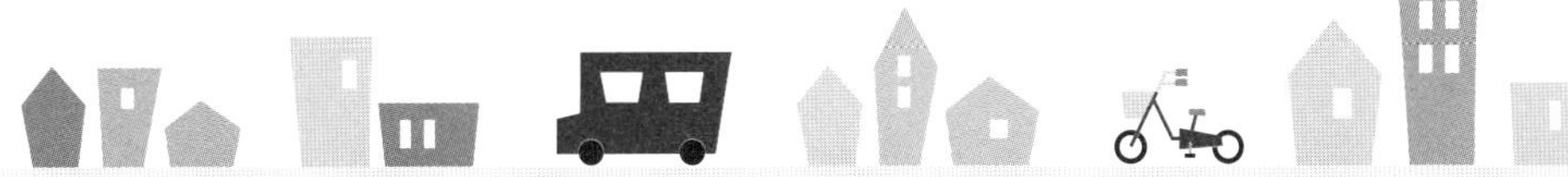

資料編　訪問看護を学びたい人のための資料集

学会等

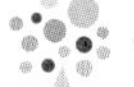

一般社団法人　日本在宅ケア学会

http://www.jahhc.com/

1996（平成8）年設立。保健・医療・福祉・介護・教育・行政など在宅ケアに関連する研究者および実践者で構成される学会。2016（平成28）年に法人化され、一般社団法人日本在宅ケア学会として、在宅ケアの学術的発展と教育・普及を図り、人びとの健康と福祉に貢献することを目的に学術活動を行っている。

一般社団法人　日本地域看護学会

http://jachn.umin.jp/

1997（平成9）年に、地域看護学の学術的発展と教育・普及に関わる学会として発足し、2014（平成26）年に一般社団法人に移行。地域看護学の学術的発展と教育・普及を図り、人びとの健康と福祉に貢献することを目的としている。

2014年、学会として「地域看護学は、健康を支援する立場から地域で生活する人々のQOLの向上とそれらを支える公正で安全な地域社会の構築に寄与することを探求する学問である。地域看護学は、実践領域である行政看護、産業看護、学校看護、在宅看護で構成されている。」と定義したが、社会情勢や地域看護の実践の対象、場、方法の多様な広がりに伴い、2019（平成31）年に以下のように再定義した。

- 地域看護学は，人々の生活の質の向上とそれを支える健康で安全な地域社会の構築に寄与することを探求する学問である。
- 地域看護は，人々の健康と安全を支援することによって，人々の生活の継続性を保障し，生活の質の向上に寄与することを目的とする。
- 地域看護学は，多様な場で生活する，様々な健康レベルにある人々を対象とし，その生活を継続的・包括的にとらえ，人々やコミュニティと協働しながら効果的な看護を探究する実践科学である。

一般社団法人　日本在宅看護学会

https://www.zaitakukango.com/

2014（平成26）年、一般社団法人化。療養生活を支援する在宅看護の学術的発展と教育・普及を目指し、これをもって人びとの健康とQOL、地域社会における福祉の向上に寄与することを目指している。

日本家族看護学会

https://jarfn.jp/

国際家族年であった1994（平成6）年10月1日にわが国での家族看護学の確立を目的に発足。本学会はすでに確立されている看護各専門領域および他の広範な学問領域と連携しながら、家族ケア・家族システム看護・家族ストレス対処などに関する方法論を開発し病人とその家族への家族支援の向上に寄与するよう研究・実践活動を積み重ね、学問基盤の確立を目指している。

日本看護学会　在宅看護学術集会

https://www.nurse.or.jp/nursing/education/gakkai/

日本看護協会が主催する日本看護学会では、看護職が実践に根差した研究を発表し、ディスカッションなどを交えて相互に学び合う場として、専門別の学術集会を日本全国で開催。在宅看護分野が設けられている。

訪問看護師職能団体

公益財団法人　日本訪問看護財団

https://www.jvnf.or.jp/

1994（平成6）年に設立した「財団法人日本訪問看護振興財団」が2012（平成24）年より公益財団法人　日本訪問看護財団となる。

訪問看護をはじめとする在宅ケアの質的・量的拡充を図り、病気や障がいがあっても安心して暮らせる社会を目指し、訪問看護等在宅ケアの事業に従事する人材の育成や事業運営等の支援、調査研究、訪問看護等在宅ケアの事業運営を通して情報の提供及び制度改善等の政策提言を行なうと共に、訪問看護等在宅ケアの推進に努め、もって国民の健康と福祉の向上に寄与することを目的とする。

毎年、「日本訪問看護サミット」として会員交流のための集会を開催。

主な事業

- 訪問看護等在宅ケアの質の向上に関する教育等事業
  認定看護師教育課程（訪問看護）、訪問看護eラーニング、訪問看護集合研修等
- 訪問看護等在宅ケアの運営支援事業
- 調査研究の成果や訪問看護ステーションの運営を通した政策提言
- 訪問看護等在宅ケアの調査研究等に対する助成

一般社団法人　全国訪問看護事業協会

https://www.zenhokan.or.jp/

1995（平成7）年設立。訪問看護事業に関する全国的な情報の拠点として、訪問看護事業の普及活動、広報活動を行い、訪問看護ステーションの整備促進の一助とするとともに、訪問看護事業のサービスの質の向上に関する研究等を行い、訪問看護事業者の資質の向上を図ること

により、適切な訪問看護事業の発展に寄与する。
毎年、「訪問看護事業者（管理者）大会」を開催。

主な事業

- 訪問看護ステーションに関する実態調査ならびに研究、それに基づく政策提言、ガイドライン、書籍等の作成
- 診療報酬・介護報酬ほか、看護・介護に関連する厚生労働省の情報提供
- 訪問看護ステーション対象の研修会開催
- 訪問看護ステーションの請求などに関する実務相談

各種ガイドラインは同会ウェブサイトよりダウンロード可能。（以下、一部例）

- 訪問看護ステーションにおける事業所自己評価のガイドライン（第2版）
- 訪問看護から始めるキャリア発達支援ガイド～新卒訪問看護師を育てたいと考えている人へ
- 高齢者施設等と訪問看護ステーションとの連携ガイド

公益社団法人　日本看護協会

https://www.nurse.or.jp/

地域医療構想のもと、病床の機能再編や地域包括ケアシステムの推進に伴い、在宅・施設などの看護人材の確保・育成および質の向上を喫緊の課題とし、訪問看護師増加策の検討・提案、看護管理者の体系的な研修、訪問看護の出向事業、看看連携の取り組みなどを実施。政策提言や周知を行っている。

以下プログラムは同会ウェブサイトからダウンロード可能。

- 訪問看護出向ガイドライン
- 訪問看護入門プログラム
- 訪問看護及び介護施設等の看護管理者研修プログラム

都道府県訪問看護ステーション連絡会・協議会・連絡協議会・協会

一般社団法人　全国訪問看護事業協会の以下ウェブサイトより、リンク可能。
https://www.zenhokan.or.jp/link/

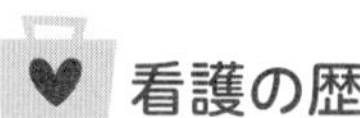

看護の歴史

日本看護歴史学会

http://plaza.umin.ac.jp/~jahsn/

広く看護の歴史を探究すること、そのための人的、知的交流を図ることを目的として、1987（昭和62）年8月に設立。年1回の大会および総会の開催、機関誌『日本看護歴史学会誌』の発行、理事・会員による地域の看護の歴史研究活動の推進などを行っている。

一般社団法人　日本医史学会

http://jsmh.umin.jp/

医史学の研究と知識の普及を目的に、1927（昭和2）年に設立。日本医学会を構成する128の学会の第1分科会と位置づけられている。

医史学では、医学の歴史のみならず、それに関連するあらゆる領域の歴史を幅広く探究している。その歴史の視野には、医学とそれに関わる歯学・看護学・薬学などの諸分野、医療による病の癒やしとその社会・文化との関わり、医史における先人たちの事跡、自然科学・生物学の一部としての側面などが含まれる。さらに日本の伝統医療である漢方医学の歴史も重要なテーマになっている。

学術大会（年1回）・月例会（年8回程度）などのイベントの開催、機関誌『日本医史学雑誌』（季刊）の発行、医史学に関する著作・研究の表彰、先哲の顕彰などの事業を行い、また日本の医史学界を代表して内外の関連学術団体などとの連携を行っている。

教育・研修

看護師のクリニカルラダー　訪問看護ステーション実践例：日本看護協会

https://www.nurse.or.jp/nursing/education/jissen/index.html

訪問看護 e- ラーニング：日本訪問看護財団

https://www.jvnf.or.jp/e-learning/

訪問看護師向け研修

日本訪問看護財団、全国訪問看護事業協会、各地訪問看護ステーション協会などで各種研修会を実施

教育ステーション事業

各地行政、訪問看護ステーション協会などで実施

- 東京都福祉保健局による東京都訪問看護教育ステーション事業例
  - (1) 訪問看護ステーション体験・研修の実施
  - (2) 医療機関等における訪問看護師の研修の実施
  - (3) 地域の訪問看護師確保のための取組み
  - (4) その他訪問看護師の確保促進及び人材育成に関すること

各種認定資格

日本看護協会による各領域の認定看護師、専門看護師資格や、各種学会が認定している訪問看護の現場で活かせる資格を取得している看護師も多い。 また、米国等にある、医師の指示を受けずに一定レベルの診断や治療などを行うナースプラクティショナー（NP）制度の構築について、日本看護協会が検討している。

特定行為に係る看護師研修制度：厚生労働省（指定研修機関で研修を実施）

2025年に向け、さらなる在宅医療等の推進を図っていくために、個別に熟練した看護師のみでは足りず、医師又は歯科医師の判断を待たずに、手順書により、一定の診療の補助を行う看護師を養成し、確保していく必要がある。このため、その行為を特定し、手順書によりそれを実施する場合の研修制度を創設し、その内容を標準化することにより、今後の在宅医療等を支えていく看護師を計画的に養成していくことが、本制度創設の目的とされている。

- 訪問看護師対象となる主な内容

「在宅・慢性期領域パッケージ」

区分別科目名	特定行為名
栄養及び水分管理に係る薬剤投与関連	持続点滴中の高カロリー輸液の投与量の調整
	脱水症状に対する輸液による補正
呼吸器（長期呼吸療法に係るもの）関連	気管カニューレの交換
ろう孔管理関連	胃ろうカテーテル若しくは腸ろうカテーテル又は胃ろうボタンの交換
	膀胱ろうカテーテルの交換
創傷管理関連	創傷に対する陰圧閉鎖療法

定期刊行物

- 「訪問看護と介護」（医学書院）　創刊 1996 年
- 「コミュニティケア」（日本看護協会出版会）　創刊 1999 年

編著者・著者一覧

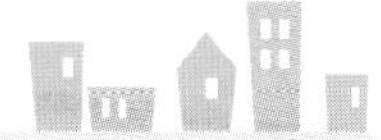

編著者

宮崎和加子　一般社団法人だんだん会 理事長

山形県寒河江市出身。1977 年 東京大学医学部付属看護学校卒業、1978 年 医療法人財団健和会柳原病院地域看護課にて訪問看護に従事。1992 年 北千住訪問看護ステーション開設・所長（東京都指定第一号)、1993 年 医療法人財団健和会訪問看護ステーション統括所長（13 カ所の事業所)、2010 年 一般社団法人全国訪問看護事業協会事務局次長、13 年より事務局長。2016 年、山梨県北杜市に移住。一般社団法人だんだん会を設立（理事長）し、地域で不足している事業を立ち上げる。現在、訪問看護ステーションをはじめ定期巡回・随時対応サービスなど 4 事業を実施。

著書に『訪問看護師のための診療報酬＆介護報酬のしくみと基本　2018 (平成 30) 年度改定対応版』『訪問看護でいきいき働く！　20 のステーションから見えてきた　キラリ★看護の底力』『だから訪問看護はやめられない』（以上編著、メディカ出版)、『在宅ケア　リスクマネジメントマニュアル　第 2 版』（編著、日本看護協会出版会)、『在宅・施設での看取りのケア』（共著、日本看護協会出版会)、『認知症の人の歴史を学びませんか』（中央法規出版）など多数。

著者（五十音）

春日広美　東京医科大学 医学部看護学科 准教授

1985 年 東京医科大学看護専門学校卒業、東京医科大学病院入職。1994 年 島根大学教育学部卒業、自治医科大学看護短期大学老年看護学助手、2003 年 千葉大学大学院看護学研究科博士前期課程修了、JFE 川鉄千葉病院訪問看護ステーション入職、2005 年 東京慈恵会医科大学医学部看護学科在宅看護学講師、2012 年 千葉大学大学院看護学研究科博士後期課程修了、2013 年 九段訪問看護ステーション入職、2014 年 東京医科大学医学部看護学科在宅看護学准教授、現在に至る。

著書に『病家須知』（現代語訳・共訳、農山漁村文化協会)、『認知症訪問看護－ Q ＆ A と事例でわかる訪問看護』（共著、中央法規出版)、『訪問看護基本テキスト』（共著、日本看護協会出版会）など。

竹森志穂　聖路加国際大学大学院 看護学研究科　准教授／地域看護専門看護師

1997 年 聖路加看護大学卒業後、虎の門病院に入職。2001 年 訪問看護ステーションに勤務。2006 年 聖路加看護大学大学院修士課程を修了、2007 年 地域看護専門看護師の認定を取得。医療法人財団健和会柳原病院地域医療連携室、同訪問看護ステーションしろかね所長を経て、2017 年 聖路加国際大学大学院看護学研究科博士後期課程を修了。2017 年 国立看護大学校助教、2019 年より現職。

著書に『臨床事例で学ぶコミュニケーションエラーの“心理学的”対処法：看護師・医療従事者のだれもが陥るワナを解く（医療安全 BOOKS 8）』『だから訪問看護はやめられない』（以上共著、メディカ出版)、『在宅・施設での看取りのケア』『在宅ケア　リスクマネジメントマニュアル　第 2 版』（以上共著、日本看護協会出版会）など。

宮田乃有　医療法人社団恵仁会なごみ訪問看護ステーション 副所長／地域看護専門看護師

東京都出身。1997 年 琉球大学医学部保健学科卒業、医療法人財団健和会みさと健和病院入職。1999 年 さくら訪問看護ステーションに異動。2005 年 聖路加国際大学大学院修士課程（CNS コース）修了、府中医王訪問看護ステーション入職。2007 年 地域看護専門看護師（CNS）認定取得、 14 年より現職。

著書に『カラービジュアルで見てわかる！　はじめてみよう訪問看護』（編著、メディカ出版)、『だから訪問看護はやめられない』（共著、メディカ出版)、『訪問看護が支えるがんの在宅ターミナルケア』（共著、日本看護協会出版会）など。

訪問看護（ほうもんかんご）がわかる「いま・これから」のKey Word（キーワード）
ー過去（かこ）・現在（げんざい）を読（よ）み解（と）き、未来（みらい）をひらく

2020年4月10日発行　第1版第1刷
2020年5月1日発行　第1版第2刷

編　著　宮崎 和加子（みやざき わかこ）
発行者　長谷川 素美
発行所　株式会社メディカ出版
〒532-8588
大阪市淀川区宮原3－4－30
ニッセイ新大阪ビル16F
https://www.medica.co.jp/
編集担当　粟本安津子／利根川智恵
装　幀　クニメディア株式会社
本文イラスト　うつみちはる
印刷・製本　日経印刷株式会社

ISBN978-4-8404-7206-7　Printed and bound in Japan

当社出版物に関する各種お問い合わせ先（受付時間：平日9：00～17：00）
●編集内容については、編集局 06-6398-5048
●ご注文・不良品（乱丁・落丁）については、お客様センター 0120-276-591
●付属のCD-ROM、DVD、ダウンロードの動作不具合などについては、デジタル助っ人サービス 0120-276-592